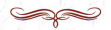

A ARTE DOS PERFUMES

COLÔNIAS, ÓLEOS, SABONETES, SAIS DE BANHO, VELAS...

Administração Regional do Senac no Estado de São Paulo
Presidente do Conselho Regional
Abram Szajman
Diretor do Departamento Regional
Luiz Francisco de A. Salgado
Superintendente Universitário e de Desenvolvimento
Luiz Carlos Dourado

Editora Senac São Paulo
Conselho Editorial
Luiz Francisco de A. Salgado
Luiz Carlos Dourado
Darcio Sayad Maia
Lucila Mara Sbrana Sciotti
Luís Américo Tousi Botelho

Gerente/Publisher
Luís Américo Tousi Botelho
Coordenação Editorial
Verônica Pirani de Oliveira
Prospecção
Andreza Fernandes dos Passos de Paula
Dolores Crisci Manzano
Paloma Marques Santos
Administrativo
Marina P. Alves
Comercial
Aldair Novais Pereira
Comunicação e Eventos
Tania Mayumi Doyama Natal

Revisão Técnica
Sonia Corazza
Edição de Texto
Adalberto Luís de Oliveira
Preparação de Texto
Eloiza Helena Rodrigues
Coordenação de Revisão de Texto
Marcelo Nardeli
Revisão de Texto
Fernanda Corrêa
Projeto Gráfico, Capa e Editoração Eletrônica
Antonio Carlos De Angelis
Fotografia da Capa
Clara Dejean-Martin
Impressão e Acabamento
Gráfica Maistype

Proibida a reprodução sem autorização expressa.
Todos os direitos desta edição no Brasil reservados à Editora Senac São Paulo.
Av. Engenheiro Eusébio Stevaux, 823 – Prédio Editora Jurubatuba – CEP 04696-000 – São Paulo – SP
Tel. (11) 2187-4450
editora@sp.senac.br
https://www.editorasenacsp.com.br

© Editora Senac São Paulo, 2024

Dados Internacionais de Catalogação na Publicação (CIP)
(Simone M. P. Vieira – CRB 8ª/4771)

Barry, Nicolas de
   A arte dos perfumes: colônias, óleos, sabonetes, sais de banho, velas... / Nicolas de Barry; tradução de Marcos Marcionilo. – São Paulo : Editora Senac São Paulo, 2024.

   Título original: Des parfums à faire soi-memê.
   Bibliografia.
   ISBN 978-85-396-4359-2 (Impresso/2024)
   e-ISBN 978-85-396-4358-5 (ePub/2024)
   e-ISBN 978-85-396-4357-8 (PDF/2024)

   1. Aromaterapia 2. Perfumes 3. Essências e óleos essenciais 4. Bem-estar : Óleos essenciais – Uso terapêutico 5. Cosméticos I. Título. II. Tradução

24-2240s   CDD- 668.5
                                                     615.3219
                                             BISAC HEA029000

Índice para catálogo sistemático:
1. Aromacologia : Perfumes e cosméticos: Engenharia química   668.5
2. Perfumes: Produção   668.5
3. Aromaterapia : Terapia alternativa   615.3219

A ARTE DOS PERFUMES

COLÔNIAS, ÓLEOS, SABONETES, SAIS DE BANHO, VELAS...

NICOLAS DE BARRY

TRADUÇÃO: MARCOS MARCIONILO

Editora Senac São Paulo – São Paulo – 2024

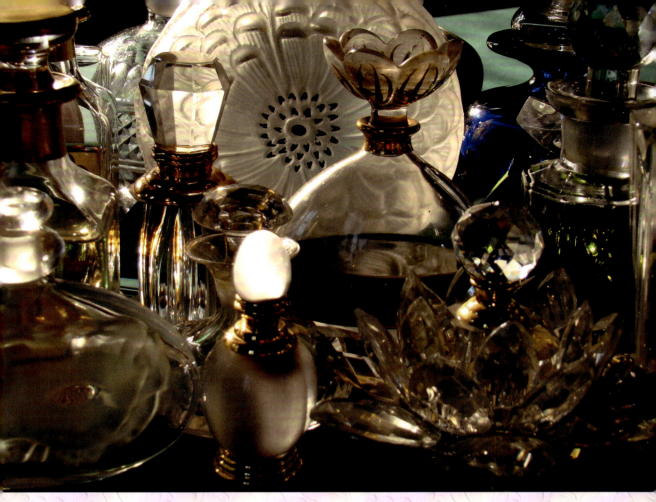

SUMÁRIO

Nota da edição brasileira 7
Introdução 9

O perfume desde os seus primórdios ...13
   O Mediterrâneo, berço da civilização
     dos perfumes 15
   Do Renascimento ao
     Primeiro Império 19
   O nascimento da perfumaria
     moderna 22

As matérias-primas 27
   A rota das especiarias orientais 28
   A arte de extrair os óleos essenciais 29
   O tempo da modernidade:
     os produtos sintéticos 30
   Os principais óleos essenciais
     de base 31

A perfumaria contemporânea 49
   O perfume na era industrial 50
   A moda dos aromas 54

Caderno de receitas 57	Aromatizadores de ambiente 114
A arte da criação 58	Aromatizador de ambiente
Como se compõe um perfume? 61	laranja-sempre-viva 115
Como se fabrica um perfume? 64	Aromatizador de ambiente
Família dos chipres 66	gerânio-citronela 116
Base chipre 66	Aromatizador de ambiente
Patchuli chipre 68	cedro-canela 116
Vetiver chipre 69	Óleos de massagem perfumados 118
Cassis chipre 70	Óleo de massagem antiestresse 120
Perfume oriental 725	Óleo de massagem calmante 120
Água de George Sand 74	Óleo erótico 122
Kyphi do Antigo Egito 76	Óleo de massagem anticelulite 122
Perfume para o lenço 78	Xampu de tangerina 124
Buquê do Palácio de Buckingham 80	Óleos capilares 126
Buquê da imperatriz Eugénie 82	Óleo silvestre 126
Buquê do jóquei-clube 84	Óleo oriental 128
Água-de-colônia clássica 86	Sabões e sabonetes perfumados 130
Água-de-colônia: a lavanda inglesa ... 88	Sabão de base 132
Água da rainha da Hungria 90	Sabão de Marselha com perfume
Perfumes afrodisíacos 92	de toranja 134
Gengibre e patchuli 93	Sais de banho perfumados 136
Perfume das areias 95	Velas perfumadas 138
Oud dos árabes 96	Papel de carta perfumado 140
Florais simples 98	Licores perfumados 142
Floral simples de íris 99	Hipocraz 143
Floral simples de néroli 100	Clarete de flores de laranjeira 144
Floral simples de jasmim 100	Licor de rosas 144
Floral simples de rosa 102	Vinagres perfumados 146
Floral simples de lótus-azul 103	Vinagre de jasmim-do-
Baunilha para as crianças 104	-imperador 146
Unguentos e concretos 106	Vinagre de viagem 148
Concreto de sempre-viva 107	Vinagre pós-praia 148
Concreto de violeta 107	
Concreto de giesta 108	Glossário 151
Concreto de jasmim-manga-	Referências 161
-branco 109	Índice remissivo................................ 164
Águas aromáticas 110	O autor 167
Joias perfumadas 112	Master classes 167

PARA ELZA E CLARA

NOTA DA EDIÇÃO BRASILEIRA

Pode parecer insólito falar de perfumes artesanais nos dias de hoje diante de tanta tecnologia, mas, nos processos culturais, sempre que se acentua uma dada característica, surge docemente sua contrapartida. E não é sem intenção que se fala em "docemente", já que, no caso dos perfumes, seu império se estabelece não pela força, mas pela sutileza.

O perfume sempre foi uma sedução. Segundo De Barry, "desde a Antiguidade, ele representa uma arte maior. E, antes de ser uma arte, ele tem uma função social". Seja ela religiosa, medicinal ou erótica, o perfume também desempenha papel nas relações diplomáticas. Por todas essas características, já foi perseguido como se fosse "emanações infernais".

O que importa, enfim, é saber que ele tem seus poderes e que pode ser elaborado com matérias-primas atualmente mais acessíveis no mercado. Poderá exigir paciência, criatividade, mas é nessa experimentação que o leitor resgatará, ou mesmo descobrirá, uma possível identidade revelada no uso de um perfume bastante particular.

O Senac São Paulo oferece aqui um tema bastante instigante para este mundo moderno globalizado, destinado não apenas a especialistas da área dos perfumes, mas também a todos os interessados nessa sutil arte dos sentidos.

AGRADECIMENTOS À SILVIA COSTA

INTRODUÇÃO

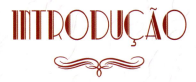

O relançamento deste livro no Brasil marca um período significativo de quinze anos de evolução e transformação no mundo da perfumaria. Durante esse tempo, testemunhamos o florescimento global das marcas de nicho, embora ainda de forma incipiente no Brasil, e o surgimento de perfumistas independentes. A ampla tradução deste livro para diversos idiomas, como coreano e russo, reflete a crescente demanda por conhecimento nesse campo em escala internacional.

À medida que avançamos, percebemos o gradual domínio do perfume natural e botânico, cuja essência tem se tornado cada vez mais predominante. As propostas e receitas contidas nesta obra estão mais atualizadas do que nunca, refletindo as últimas tendências e inovações do setor.

Além disso, observamos a emergência de novas oportunidades de carreira e lazer para os apaixonados por perfumes. Além deste livro introdutório, continuamos a oferecer nossas *master classes* em várias partes do mundo, com o orgulho de ter formado quase mil indivíduos até o momento. O lançamento de um curso de perfumaria on-line, em resposta aos desafios impostos pela pandemia de covid-19, evidencia nosso compromisso em disseminar conhecimento mesmo diante das adversidades.

A adaptação ao contexto brasileiro é crucial, e é com satisfação que anunciamos a instalação do nosso principal ateliê no Brasil. Reconhecemos os desafios únicos que esse vasto território apresenta em termos de distribuição geográfica de talentos e aspirantes à formação, o que torna impraticável uma abordagem tradicional de ensino em um único local.

A entrada do perfume na era digital representa um marco significativo em nossa jornada. O advento da tecnologia trouxe consigo novas possibilidades de exploração e apreciação do mundo dos perfumes, ampliando ainda mais o alcance e a acessibilidade desse universo olfativo para um público diversificado.

EXPLORANDO A ARTE E O MISTÉRIO DOS PERFUMES

Existe arte mais misteriosa que a dos perfumes?

Existe artista mais desconhecido que o perfumista, o "nariz" cuja existência às vezes é mencionada pelas campanhas publicitárias dos perfumes da moda, mas cujo nome é ignorado pelo público em geral?

Mesmo assim, o perfume sempre esteve situado no centro da vida social: se, de um lado, o perfumista permanece quase sempre nos bastidores, de outro, é na boca de cena que se celebra a alquimia dos odores, quer nos templos do Egito ou da Grécia, quer no templo de Salomão ou no de Zoroastro, quer nos palácios de Cleópatra, de Nero, da rainha de Sabá, quer na corte dos Médicis ou de Versalhes, quer nos jardins persas ou nos jardins do imperador da China, ou até mesmo nas moradas mais humildes. O perfume é frequentemente associado à medicina, à alquimia ou até às práticas da feitiçaria e da magia... René Bianco, chamado de Renato, o Florentino, além de perfumista de Catarina de Médicis, era também seu confidente e, se dermos crédito a Alexandre Dumas em *A rainha Margot*, a pessoa que criava os venenos régios.

Gerações e gerações de perfumistas criaram, na obscuridade, as modas antigas e modernas, hábeis manipuladores das essências raras que as caravanas traziam do Oriente, ampliando o mistério desse mundo olfativo vindo de longe.

As águas-de-colônia invadiram o século de Luís XIV e o século XIX, pudico e inimigo do banho. O Rei Sol e Napoleão utilizavam essas águas várias vezes ao dia, por meio de fricções metódicas com que poucos mortais podiam se presentear.

No Oriente islâmico, preferiam-se as águas destiladas, especialmente as águas de flor de laranjeira e de rosa; ainda hoje são utilizadas: em muitas casas, elas perfumam delicadamente o corpo, o rosto e as mãos, as roupas, os lençóis, as comidas e as bebidas.

Os unguentos, os concretos, tais quais os fabricados em Grasse, no sul da França, também são uma bela herança do passado: um produto perfeito, hábil mistura de essências e de óleos essenciais puros. Basta uma porção mínima atrás da orelha para definir efetivamente sua personalidade... e seu travesseiro!

Hoje estamos bem distantes desse refinamento, mesmo que a tendência atual consista em perfumar tudo, do material de limpeza ao creme dental, dos iogurtes ao carro, e que as lojas devam cheirar bem para impulsionar as vendas. Daqui a pouco, até mesmo nossos talões de cheque vão cheirar a pera ou rosa artificial!

Neste livro, também gostaríamos de devolver a cada leitor o prazer de participar dessa sinfonia dos sentidos, que é o perfume feito com suas próprias mãos. Outrora, as pessoas iam ao campo em busca de plantas e flores perfumadas, cultivavam em seus jardins aquelas rosas antigas que permitiam confeccionar pots-pourris para todo o inverno, sabonetes perfumados e mil outras reservas aromáticas para a culinária.

São todos esses ritos e suas receitas que gostaríamos de levá-los a descobrir, introduzindo-os em um mundo perfumado mais amplo do que poderiam imaginar em princípio: um mundo que diz respeito ao corpo certamente, mas também à alma; um mundo que se ocupa de nosso cheiro, mas também de nossa saúde; um mundo que é, de fato, uma filosofia da natureza em sua mais secreta essência: seu perfume. Uma alternativa ao estresse da vida cotidiana, que supõe tempo, paciência, lentidão e meditação. Não o frasco deixado na bancada de seu banheiro, contendo um fino produto, mas essencialmente químico, que borrifamos rapidamente sobre nós mesmos depois do banho – e já correndo – graças a uma válvula que pressionamos (spray): "Pschitt...", e pronto!

Para começar, é exercitando-nos em provar o perfume em nossa pele que descobriremos nossa própria identidade. Porque cada indivíduo tem seu cheiro próprio e sua própria reação aos outros cheiros. Além de todas as modas, de todas as tendências e de todas as tradições... O ideal seria ainda criar um perfume para cada pessoa, ou até mesmo que cada pessoa criasse seu próprio perfume, dominando seus próprios gostos, suas pulsões, sua memória olfativa, conquistando assim sua liberdade de escolha.

Este livro é dedicado a todas aquelas e a todos aqueles que resolverem dedicar parte de seu tempo a descobrir o prazer de fazer com calma e naturalidade perfumes sob todas as suas formas.

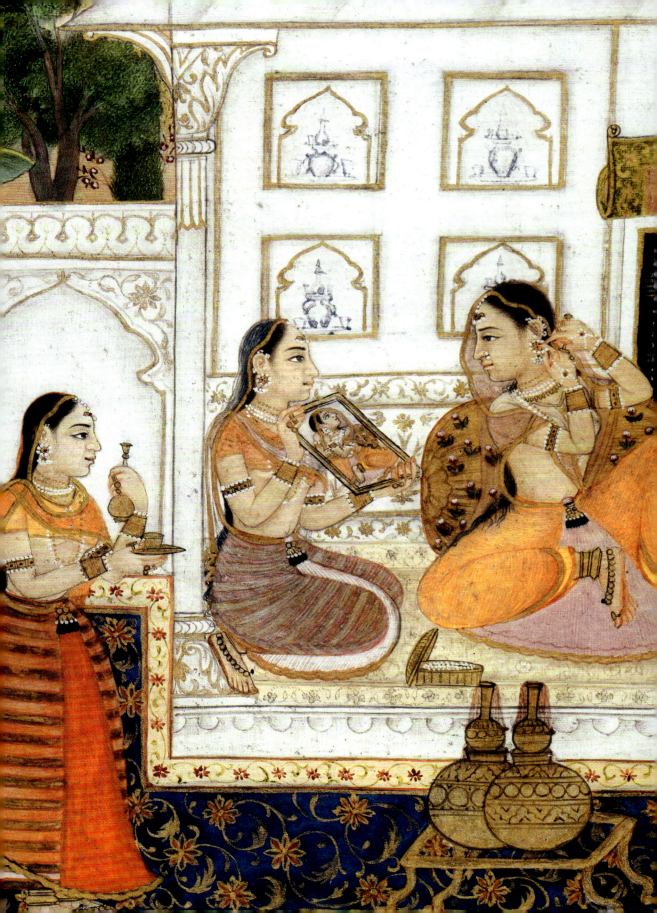

O perfume desde os primórdios

O perfume é uma tradição tão remota que fica difícil datar seu nascimento, visto que as mais antigas civilizações lhe reservaram um lugar privilegiado em sua mitologia e em seus ritos. Desde a Antiguidade, ele representa uma arte maior. E, antes de ser uma arte, tem uma função social. Quando o homem assumiu a posição ereta, afastando-se assim do mundo animal, seu sentido olfativo se atenuou: seu nariz deixava a terra e passava a ser um acessório secundário. O senso olfativo manteve-se decisivo (como para a maioria dos animais), porém cada vez mais inconscientemente. Quase poderíamos dizer que, quanto mais a sociedade evoluía, mais a tecnologia se adiantava à habilidade ancestral, e menos o odor parecia manter um lugar importante.

Dessa maneira, as civilizações mais antigas – Grécia, Egito, Pérsia ou China – eram muito apegadas aos perfumes. Para essas civilizações, a perfumaria era uma arte de origem divina, um meio de comunicação com os deuses. No Egito, o perfume tinha sua função: no templo, era um instrumento de culto e permitia o embalsamamento, especialmente dos faraós. Na Grécia, igualmente, queimavam-se perfumes para os deuses: no Olimpo, eles sentiam essas emanações místicas.

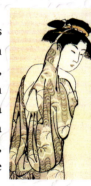

Acima, Mulher no banho, Kiyonaga (1752-1815). Coleção particular.

Mas, mesmo pertencendo aos deuses, os perfumes também impregnam a vida dos simples mortais. A tradição do feng-shui chinês, assim como os costumes do Oriente mediterrâneo, é sólida. Na China, é necessário que a casa seja naturalmente perfumada pelo vento que a penetra: então, plantam-se árvores aromáticas, como o jasmim ou o jasmim-do-imperador, em seu jardim. Ainda hoje, na Grécia, podemos encontrar à entrada das casas um vaso de manjericão sobre o qual se deve passar as mãos antes de entrar. O odor protege e aproxima o anfitrião e seu visitante. No mundo árabe-islâmico, o perfume está em todas as partes: na mesquita, junto ao médico ou ao exorcista, em casa, no corpo, como também na louça, na qual as especiarias perseguem o caminho dos perfumes…

Tudo é perfume, até mesmo o amor: as belas egípcias tinham perfumes para seduzir, perfumes diferentes dependendo dos dias, das partes do corpo, do seu temperamento.

O perfume é o "canto misterioso e poético da natureza", cantado por Omar Khayyam ou Baudelaire.

À esquerda, Dama em sua toalete, de uma Ragamala, no Rajastão, Índia, início do século XVIII. Museu Guimet, Paris.

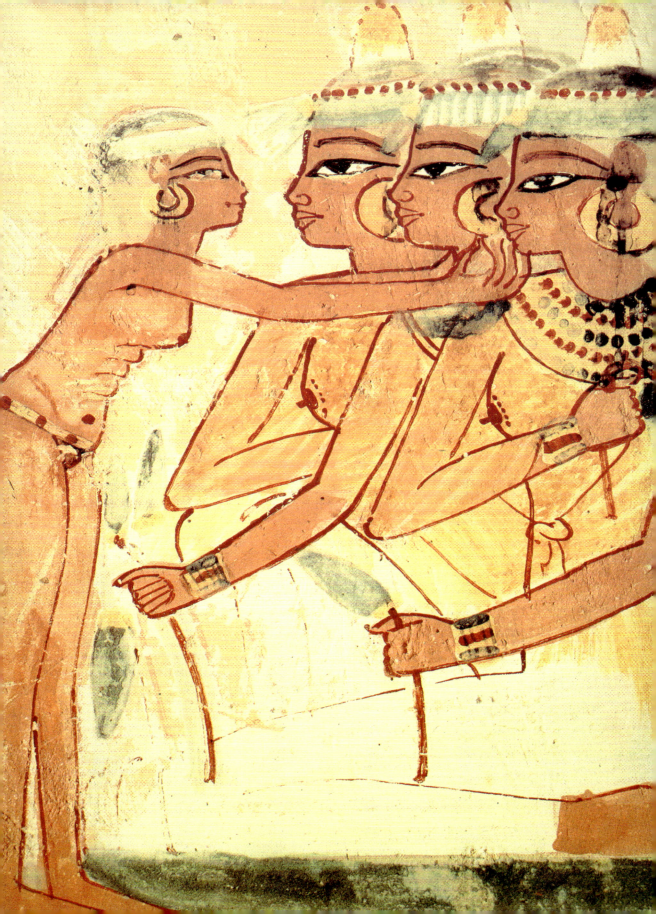

O Mediterrâneo, berço da civilização dos perfumes

O Egito Antigo é a referência em matéria de tradição de perfumes e cosméticos: atualmente, a L'Oréal faz pesquisas em parceria com o departamento egípcio do Museu do Louvre, tentando descobrir os perfumes e cosméticos da Antiguidade para se inspirar neles. Isso porque, no Egito Antigo, as pessoas se perfumavam com arte, da cabeça aos pés, para seduzir ou simplesmente para evidenciar sua classe social. Eram utilizados vários produtos do Vale do Nilo, como o lótus, a rosa ou o jasmim (ainda hoje cultivado no Egito), e valorizavam-se as resinas de terebinto (*Pistacia terebinthus*) e de lentisco (*Pistacia lentiscus*).

A partir do ano 2000 a.C., os faraós enviaram expedições ao reino de Punt (Etiópia) para negociar o incenso e a mirra. Outras expedições orientais forneciam benjoim, cedro e gálbano, abrindo caminho para as caravanas do Extremo Oriente, que traziam as especiarias, o musgo e o âmbar. Os egípcios dominavam a arte dos perfumes complexos e conseguiam até mesmo sintetizar algumas matérias-primas! O kyphi (ver p. 76) era o mais famoso de seus perfumes: composto de um grande número de ingredientes, era indistintamente misturado a óleos, para massagens, a gorduras, para os unguentos, e até mesmo ao mel e ao vinho… No templo de Edfu, podem-se ver ilustrações e receitas complexas em hieróglifos.

O poderoso Egito também recorria aos cretenses e aos gregos (especialmente de Chipre). A democracia ateniense não dispensaria os odores (osmos): a arte do banho e das termas possibilitava a todos o uso de perfumes. O óleo de oliva, oferecido aos atenienses, segundo a mitologia, pela própria Atena, servia de base para as composições e para a conservação dos perfumes. O próprio termo "perfume" provém do latim: significa "pela fumaça" (per fumus).

A Roma imperial soube dar exemplo de uso generalizado dos perfumes, como uma apropriação civil de um bem mítico. Ao conquistar o mundo, Roma torna-se dona das matérias-primas aromáticas, das quais raras eram produzidas na península italiana: o incenso e a mirra, resinas preciosas muito em voga em toda a Antiguidade, vinham da Arábia; o jasmim, do Egito; a rosa, da Ásia Menor… À situação econômica propícia, acrescentava-se uma relação quase filosófica com o perfume: ele era usado, de acordo com a tradição grega, nas cerimônias religiosas, dado que os antigos acreditavam que o perfume fora criado como uma "linguagem" entre os homens e as divindades; era também o remédio universal contra as doenças, especialmente para combater epidemias como a peste. Lu-

À esquerda, Toalete feminina, Egito, XVIII dinastia (1550-1295 a.C.). Tebas, tumba de Nakht.

crécio e Plínio, o Velho, seguindo Aristóteles e Teofrasto, consideravam que a peste matava pelo odor – mau – e que o meio mais eficaz de se precaver contra ela era cercar-se de perfumes. Por fim, os perfumes eram o instrumento dos prazeres, ligados aos três lugares privilegiados da sociedade imperial romana: o banho, a mesa e o leito.

Nas termas, as fumigações e vaporizações mornas de essências de perfumes e as massagens com óleos perfumados constituíam o principal elemento do prazer e da higiene. Os romanos haviam herdado dos gregos o gosto pelos banhos e levaram ao extremo a sofisticação das termas, públicas ou privadas. O uso do óleo de oliva em massagens para conservar a pele ou como fixador de perfumes era generalizado. De preferência, a oliva era extraída a frio, a partir de frutos ainda verdes, de maneira a obter um óleo mais suave. A massagem tinha múltiplas virtudes: usada inicialmente para aquecer, era praticada antes e depois de atividades esportivas, tinha finalidades medicinais, ou era um prazer em si, uma terapia para o corpo e o espírito; além disso, mantinha a beleza da pele e perfumava a pessoa antes de ela se vestir para sair ou de fazer amor. Talvez ainda hoje a massagem seja a melhor maneira de alguém se perfumar: o corpo todo é impregnado e, depois de uma sessão de sauna ou de um banho a vapor, o perfume penetra profundamente na epiderme. Em Roma, era comum as pessoas portarem seu próprio frasco de óleo e o oferecerem a seus amigos.

Os romanos obtinham os melhores perfumes: os mais próximos das plantas utilizadas, por maceração. No aspecto fitossanitário, essas macerações, feitas para uso imediato, concentram mais os benefícios da planta do que qualquer outro processo de destilação.

Nos banhos, aspiravam-se os eflúvios perfumados: as pessoas se impregnavam tanto pela respiração quanto pelos poros da pele. Ir ao banho era uma profilaxia perfeita, que subsistirá na Idade Média até as grandes epidemias de peste e de cólera, que virão a rotular a água como inimiga: perder-se-á a cultura do banho – a ponto de as pessoas nem mais se lavarem – e a cultura dos perfumes orientais.

À direita, Mulher derramando perfume em uma ampola, Itália, século I d.C. Museu Nacional Romano, Roma.

Os romanos passavam muito tempo à mesa: os perfumes eram ali utilizados durante as festas, de maneira decorativa. Os integrantes usavam coroas de rosas de Paestum, o chão era forrado de flores e ervas aromáticas, pombas de asas untadas de essências sobrevoavam os banquetes, criando brisas perfumadas, e a louça também trazia rosa e jasmim, assim como as receitas de Apícius.

Por fim, o leito! O mais célebre dos cenários de sedução – o de Júlio César, e depois o de Marco Antônio, por Cleópatra – guardava muito perfume: Alexandria era seguramente a capital das fábricas de perfume e sua conquista pelos romanos não foi menos importante que a conquista da rainha. Cleópatra enviou ao encontro de Marco Antônio um barco

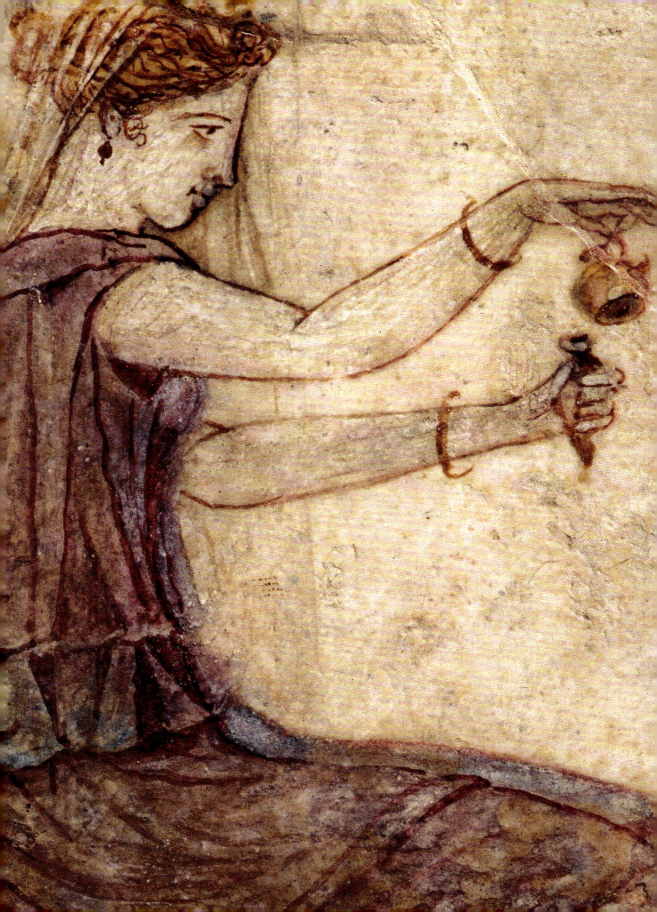

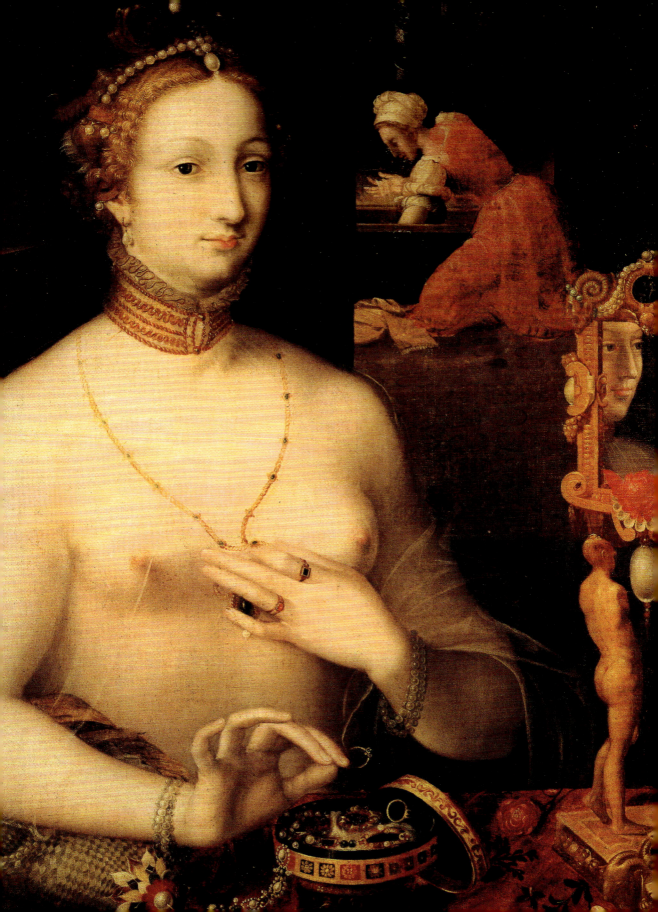

decorado, construído de madeira odorífera, cujas velas foram mergulhadas em óleo de jasmim. Antes mesmo de vê-la, o futuro amante já ficou enfeitiçado! Depois de uma refeição perfumada, o quarto atapetado de rosas frescas, o leito fragrante e o corpo de Cleópatra, três vezes perfumado – os cabelos, depois o corpo, finalmente as partes íntimas –, completaram a obra de sedução pelo olfato…

Os mestres perfumistas eram personagens em voga em Roma: conhecemos Folia ou Cosmus, citados por Marcial. Os perfumes da moda, tanto para os homens quanto para as mulheres, eram o nardo-da-índia, o melinum, que cheirava a marmelo, o ciprinum, de aromas agrestes, e o rhodinium, à base de rosas. O "perfume régio" é citado por Plínio como o mais luxuoso: era composto de 27 essências cientificamente dosadas. Para obter os favores de Popeia Sabina, Nero gastou em um dia o equivalente a um ano de consumo de perfumes, utilizando especialmente todo o incenso disponível. A cidade inteira recendia…

Do Renascimento ao Primeiro Império

Com o fim da dominação romana, o perfume perdeu importância. Ao reatar com as tradições antigas, desenvolvendo relações comerciais com o Oriente, a Europa do Renascimento, inicialmente a Itália, também viria a redescobrir a arte da perfumaria.

As grandes expedições marítimas tiveram como objetivo inicial exatamente combater o monopólio árabe no comércio de especiarias e de produtos de luxo, perfumes, lãs finas e sedas do Oriente. Florença, cujos banqueiros financiavam tais expedições, foi a grande beneficiária disso no século XV. A aliança de Francisco I, que se concretizou no matrimônio de seu filho Henrique com Catarina de Médicis, possibilita à França entrar nesse jogo. Desse modo, ela teve acesso não apenas às matérias-primas, mas também à técnica oriental de cultivo das flores e das especiarias e da extração de perfumes.

A grande novidade, a partir do século XVI, foi a utilização do álcool como conservante e diluente. Outrora, o perfume era, de fato, uma mistura de algumas essências naturais puras, especialmente as mais procuradas: a rosa, o jasmim e a angélica, acompanhados do âmbar, do almíscar, da civette, do sândalo, do incenso e da mirra como "fixadores". Com o álcool, tornou-se possível utilizar essências mais frescas e mais voláteis, como as das ervas (alecrim, sálvia-esclareia, tomilho) ou de flores como a lavanda ou os hesperídios. Foi assim que nasceram as primeiras águas-de-colônia: águas da rainha da Hungria e de Catarina de Médicis. Esses perfumes muito diluídos serviam como produto de higiene:

À esquerda, Dama em sua toalete, escola de Fontainebleau, fim do século XVI. Museu de Belas Artes, Dijon.

eram utilizados para as pessoas se lavarem. A rainha da Hungria teria até rejuvenescido graças ao uso generoso que fazia deles. Napoleão utilizaria vários litros deles por dia.

Os produtos perfumados eram caros e privilégio das elites. Simon Barbe, perfumista do delfim, divulgou em 1699 a lista dos usos do perfume que um homem bem-nascido precisava seguir: perfumavam-se suas luvas – por essa razão é que a corporação dos perfumistas era a mesma dos luvistas – e todos os acessórios de couro, suas perucas, suas vestes; eles se empoavam (com talco perfumado de íris), bebiam vinagres e azeites perfumados, cheiravam tabaco perfumado, faziam queimar pastilhas (ancestrais de nossas varetas de incenso), untavam-se com pomadas perfumadas, abasteciam suas casas com misturas de pétalas secas. Nesse setor, as despesas em Versalhes eram enormes – bem mais expressivas que as despesas com alimentação –, e os gastos de Josefina de Beauharnais farão a alegria dos bisbilhoteiros.

Se as sociedades orientais nunca deixaram de atribuir aos perfumes uma importância primordial, dado que a função erótica do perfume se confundia com sua função esotérica, medicinal e religiosa, o Ocidente puritano do século XIX e do início do século XX tentou, em contrapartida, banir o perfume de suas alcovas, tratando-o como de uma emanação do diabo. A sensualidade regressou com os "anos loucos", quando foram criados os grandes clássicos – Chanel Nº 5, Shalimar, Arpège, entre outros.

À direita, ilustrações em embalagens vintage de água-de--colônia. Na página 21, ilustração de Kuhn Régnier, 1930.

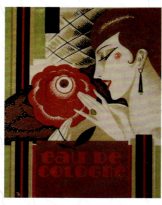 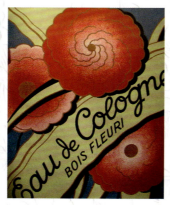 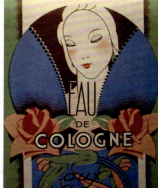

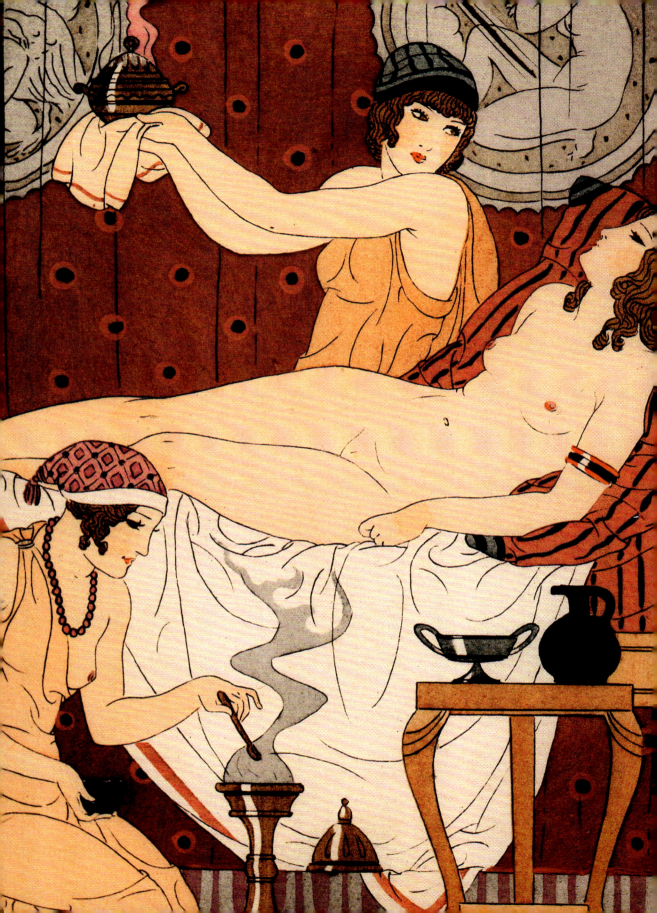

O nascimento da perfumaria moderna

Se existe um criador que revolucionou, no século XX, o mundo dos perfumes e dos cosméticos, foi François Coty. Contudo, curiosamente, depois de ter feito fortuna e ter perdido tudo, deixou apenas perfumes que hoje quase não se encontram mais – a Rose Jacqueminot, Origan ou Chypre, que foram capazes de fazer nossas avós suspirarem. Parente longínquo de Bonaparte, Joseph-Marie François Spoturno, nome verdadeiro de François Coty, nasceu no dia 3 de maio de 1874 no mesmo bairro de Ajaccio em que nascera o imperador. Tal qual Napoleão, Coty enfrentou o mar para conquistar o continente e um dia veio a dominar o mundo… o mundo dos cosméticos. Tendo ficado órfão desde cedo, modestamente educado por suas avós, já aos 13 anos desembarcou em Marselha em busca de alguma colocação. Mas ele tinha ambições e sabia que precisava "subir para Paris" o mais rapidamente possível.

Em 1900, foi à capital para visitar a Exposição Universal e tentar a sorte. Começou vendendo tiaras e outros adornos, mas conciliando essa atividade, que era seu meio de vida, com outra, que estava mais de acordo com suas ambições: ele trabalhava como "secretário" do escritor e político Emmanuel Arène, que o aconselhou, se quisesse ter sucesso, a mudar de nome e a usar o sobrenome de sua mãe, Coti, mas com "y", o que soaria mais chique… e menos italiano!

O acaso o conduziu ao sucesso, ao menos é isso o que conta sua filha, Christiane Coty: "Ele tinha um grande amigo, Raymond Goery, que morava na avenida de La Motte-Picquet. Meu pai jogava cartas com ele todas as noites. Um dia, esse amigo, que era farmacêutico, não pôde vir ao encontro porque precisava prescrever receitas. Meu pai resolveu ir visitá-lo para lhe fazer companhia e oferecer ajuda. O farmacêutico não deixou sequer que meu pai chegasse perto dos medicamentos. Em contrapartida, deu-lhe a receita de água-de-colônia, absolutamente banal, que fabricava e o material necessário".

Então, o milagre se fez: Coty começou a se distrair elaborando com os mesmos ingredientes outras águas-de-colônia, e seu anfitrião teve de reconhecer que seu amigo era mais talentoso do que ele! E, sobretudo, Coty acabara de ter uma revelação: não seria seu nariz a ferramenta para o sucesso? Jamais pensara nisso, mas, ao fabricar essa água-de-colônia, era toda a perfumada Córsega que ele resgatava, e era essa memória que cada um de nós guarda a sete chaves que ele passaria a liberar.

Coty foi, então, para Grasse, a capital dos perfumes e das indústrias de matérias-primas. A cidadezinha, que vivia meio que adormecida em berço esplêndido, estava madura para o surgimento de um autodidata genial, vindo para abalar os bons velhos hábitos. Havia já

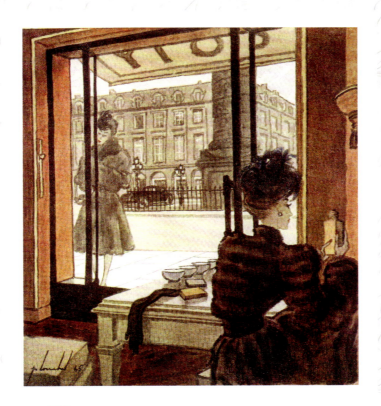

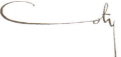

PARFUMEUR · PLACE VENDOME · PARIS

À esquerda, ilustração de Pierre Louchel para a loja Coty. Paris, 1945.

um bom tempo, a indústria isolara moléculas odoríferas que originaram novos produtos sintéticos, como a cumarina e a vanilina (utilizadas com sucesso por Houbigant, em Fougère Royale, e por Guerlain, em Jicky), mas ninguém ainda ousara repensar as fórmulas tradicionais: faziam-se, com produtos novos, extratos antigos... Coty foi pegando o que tinha pela frente: era apaixonado pelas matérias-primas naturais nobres, por aquelas que só eram utilizadas a "conta-gotas", assim como pelas substâncias sintéticas, associando todas elas, sem o menor preconceito. Com tino para o comércio, ele sabia se valorizar.

Coty foi pessoalmente bater à porta da Chiris, a maior e, na época, a mais moderna das empresas de Grasse, e conseguiu ser aceito como estagiário, apesar de não saber nada e de não levar nenhuma carta de referência! Quando retornou a Paris, estava pronto para inventar perfumes que iriam se afirmar sem demora.

Como Coty criava? Ninguém sabe. Esse homem tão prolixo pouco falou a esse respeito. Quanto à sua profissão de perfumista, ele era de um ecletismo absoluto – fazendo pensar até em Picasso, que chegou a Paris no mesmo ano que ele – e se mostrava apaixonado até pela embalagem, fato inédito naquela época. Uma coisa é certa: ele foi o primeiro a aceitar as matérias-primas produzidas por extração (técnica lançada por Chiris), em substituição à enfloragem tradicional. Tais essências tinham sido rejeitadas pelos grandes perfumistas. Mas Coty abraçou essas novidades e alguns sintéticos. Ele escolhia apenas os produtos que o agradavam já de início e só misturava poucos elementos. Espontaneamente, buscava o mais simples, visando sempre à qualidade do produto.

Sua primeira tentativa foi um golpe de mestre. Ele trouxera da cidade de Grasse uma pequena quantidade de essência de rosa e a revestiu sobriamente, transformando-a em um novo produto. Apresentou-se às lojas do Louvre, a mais célebre das grandes lojas da época: na seção de perfumaria, o responsável cheirou sua amostra com desdém. Intencionalmente ou não, Coty deixou cair o frasco, que se quebrou contra o piso de mármore, e o perfume invadiu toda a seção. Como em uma lenda, as mulheres acorreram todas, pedindo o perfume... e o chefe da seção foi obrigado a encomendar cinquenta frascos para o dia seguinte. Foi assim que, naquela mesma noite, Coty e sua mulher fabricaram em sua cozinha os cinquenta primeiros frascos da Rose Jacqueminot!

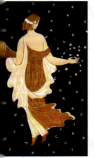

Propaganda da Caron, 1946.

Então, Coty viu-se em condições de se instalar em uma loja modesta na rua La Boétie e de se entregar a um frenesi de criações: Vertige, Idylle, Effluve, Ambre Antique e, especialmente, Origan. O sucesso foi tanto que a Maison Coty teve de se mudar rapidamente para Neuilly, e depois, em 1908, para Suresnes, onde François Coty criou a "Cidade dos Perfumes", a fábrica-modelo. Nessa época, ele já era rico e famoso, e devia isso exclusivamente a seu talento e a sua audácia.

A ascensão foi espetacular, tanto quanto a queda. Mas, durante trinta anos, Coty dominou o mundo do luxo: sua marca tornou-se a mais vendida no mundo! Ele continuou a criar perfumes excepcionais: L'Aimant, Chypre, Émeraude, Paris. Uma de suas derradeiras criações foi La Fougeraie au Crépuscule.

Propaganda da Chanel, 1947.

Pouco antes de sua morte, em 1934, respondendo a um amigo que tentava fazê-lo notar que ele, Coty, havia tido a oportunidade excepcional de realizar todos os seus sonhos e que nisso é que residia a verdadeira riqueza, ele disse: "Não mesmo. Uma coisa me escapou, a única que me fazia sonhar de verdade: o cheiro da madressilva".

Viviam-se os "anos loucos", e toda uma geração que se considerava livre do fantasma da guerra vivia com intensidade. Serge Diaghilev entusiasmava Paris com os Balés Russos, a Exposição das Artes Decorativas de 1925 impunha a arte africana, os cubistas se afirmavam, o Japão entrava na moda, e a moda, por impulso de Coco Chanel, revolucionava a imagem da mulher.

Pela primeira vez, em 1924, uma maison de costura fundava uma companhia de perfumes: Coco Chanel criou os Parfums Chanel em sociedade com os irmãos Wertheimer, industriais que ela conhecera no hipódromo de Deauville. Patou não deixaria Chanel reinar sozinha por muito tempo nesse nicho e, a partir de 1925, também passa a lançar perfumes, com Amour-Amour, Que sais-je?, e, em 1929, Joy. O mesmo aconteceu com Jean Lanvin, que criou Arpège em 1927.

Os grandes nomes tradicionais da perfumaria, como Caron e Guerlain, reagiram imediatamente: Guerlain inventou Shalimar em 1925. Desse modo, em poucos anos, nasceram os quatro mosqueteiros da perfumaria, e que ainda hoje são sucessos de vendas: Chanel Nº 5, Shalimar, Joy e Arpège. Eles contribuíram para transformar o perfume artesanal "de perfumista" em uma indústria que ultrapassa os limites da alquimia dos cheiros.

A partir daí, a industrialização do mundo dos perfumes se consolidou: os costureiros – como Dior, após a Segunda Guerra Mundial – davam o tom. Posteriormente, grupos – como L'Oréal e, nos anos 1980, a Louis Vuitton Moët Hennessy (LVMH) – se apoderaram de uma atividade que gera atualmente os mais altos lucros e faz o mundo todo sonhar: o perfume se transformou em uma indústria de massa, e quem sabe até em um novo "ópio do povo"!

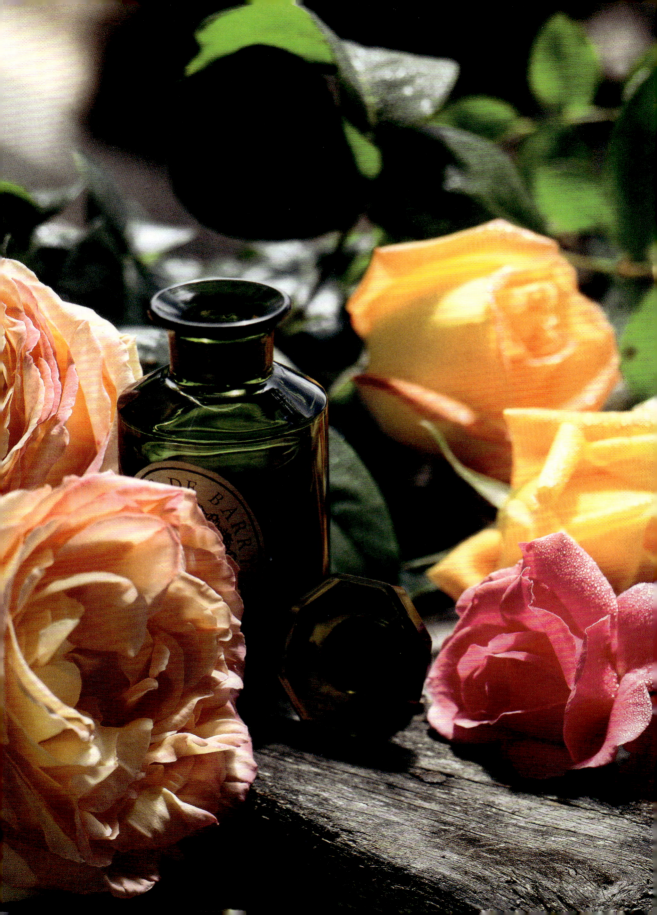

As matérias-primas

Para criar bons perfumes, necessita-se, para começar, de bons produtos: em outros termos, de matérias-primas – flores, especiarias, madeiras… – de primeira qualidade. Mas, tanto quanto para o vinho, os parâmetros que levarão a um bom óleo essencial não param por aí: o modo de colher as flores, por exemplo, o transporte, a arte da transformação por destilação ou extração também desempenham um papel decisivo. As matérias-primas naturais geralmente são colhidas de acordo com técnicas agrícolas e, às vezes, com cuidados especiais. Desse modo, a lavanda de Haute-Provence é destilada no local de colheita. A rosa e o jasmim – atualmente cultivados, a primeira no Marrocos, Bulgária e Turquia, e o segundo na Índia, Egito e Tunísia – exigem cuidados para lá de especiais: como o aroma natural das flores é mais forte à noite, a colheita é feita em expedientes noturnos e se conclui de manhãzinha, para que as flores sejam imediatamente processadas pelas destilarias situadas nas proximidades. Algumas madeiras, como a canela do Sri Lanka, também são destiladas no mesmo local da colheita, de maneira tradicional e arcaica, resultando em um produto de qualidade inigualável. Por sua vez, a maioria das matérias-primas secas, como as especiarias, as madeiras e as resinas (incenso, raízes de íris), é primeiro transportada, para Grasse, por exemplo, a fim de ser destilada pelas fábricas de acordo com processos mais que centenários.

Alguns produtos são colhidos flor a flor, como a rosa e o jasmim, enquanto outros são explorados de modo quase industrial (cedro, eucalipto). A depender do solo, do clima e do modo de trabalho, um mesmo produto varia de qualidade e, consequentemente, de preço: é por isso que o óleo essencial de rosa da Bulgária é vendido por um preço superior ao da rosa do Marrocos. As safras são avaliadas assim: um pouco mais de seca neste ano, e a essência de tangerina da Sicília será decepcionante; um pouco mais de umidade, e a rosa será fraca… A evolução das técnicas de cultura também pode tornar inutilizável essa ou aquela essência. Sem falar da mais rara das essências, e uma das mais caras, a ponto de ser cotada diariamente, o oud dos planaltos laosianos: trata-se de uma resina que só aparece na árvore quando ela está doente. Surgem então os caçadores de árvores, cujo trabalho consiste em circular pela floresta a fim de determinar em que momento essa ou aquela árvore adoecerá, tornando-se explorável!

A ROTA DAS ESPECIARIAS ORIENTAIS

O tio e tutor do profeta Maomé era perfumista-especieiro. Até hoje, no Oriente, vemos frequentemente a mesma tenda fornecendo a essência para se perfumar, a especiaria para a culinária e o remédio para curar. As especiarias e as ervas respondem tradicionalmente a essa tríplice função, e vem daí sua importância. O desejo de descobrir as rotas mais diretas e breves para abastecer o Ocidente de especiarias preciosas levou às famosas expedições de Marco Polo e, posteriormente, de Vasco da Gama. A rota das especiarias não era menos trilhada que a da seda, e as duas foram, pouco a pouco, se confundindo.

As especiarias orientais mais procuradas, e que até hoje estão presentes em nossas tradições gastronômicas e nas composições de perfumes classificados como picantes (Opium, Byzance, Égoïste, etc.), são a canela, a pimenta, o cardamomo, o cravo-da-índia, o cominho, o coriandro (grão), a noz-moscada, o açafrão, o zimbro, a baunilha, etc.

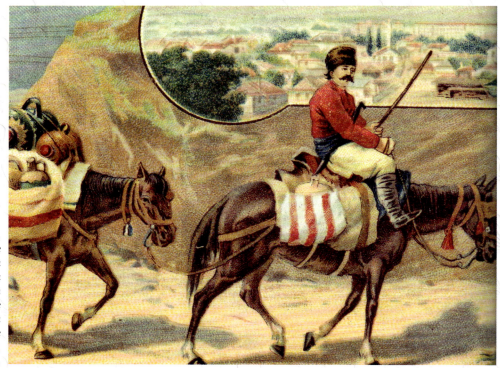

À direita, transporte da essência de rosa na Bulgária, em ilustração de propaganda do extrato de carne Liebig, 1909.

Algumas delas também eram utilizadas outrora com finalidades místicas: queimavam-se especiarias – puras ou habilmente misturadas – nos templos e nas igrejas; chegava-se até a perfumar com canela o reboco das paredes das mesquitas. Essas mesmas especiarias, em sutis harmonias e cujas fórmulas são guardadas em segredo, constituem as mesclas aromáticas do curry indiano ou tailandês, das cinco especiarias chinesas e do ras el hanout marroquino.

As dificuldades de abastecimento e transporte faziam dessas especiarias produtos de alto luxo. Atualmente banalizadas, exceto o açafrão, que é proporcionalmente mais caro em peso que o ouro, as especiarias são utilizadas na culinária cotidiana e substituídas em perfumaria por matérias-primas sintéticas. O cravo-da-índia, que fez a riqueza de Zanzibar e cujo odor ainda flutua nas ruas da cidade, só permite prover as necessidades básicas da ilha.

A ARTE DE EXTRAIR OS ÓLEOS ESSENCIAIS

Há várias maneiras de obter os óleos essenciais. A mais frequente é a destilação direta, versão melhorada da destilação praticada no Egito Antigo sob o nome de "vaso de argila". A matéria-prima (erva, flor, madeira ou especiaria) é depositada em um alambique com água. Ao atingir o ponto de ebulição, o vapor de água transporta a essência para um condensador e depois para um separador. A destilação a vapor evita o contato com a água: basta fazer o vapor atravessar a matéria-prima. Por fim, chegou-se a um procedimento mais moderno: a destilação a vácuo obtida pela redução da pressão do ar em um destilador hermético. Assim, tornou-se possível destilar a temperaturas mais baixas, que respeitam muito a fragilidade de algumas matérias-primas, como as flores.

O método chamado expressão fica reservado aos frutos cítricos, ou hesperídios. Uma simples prensagem permite extrair a essência contida nas cascas. Essa operação, que antigamente era feita à mão, é hoje efetuada por centrífugas. A melhor extração é a que se faz a frio.

Para as matérias mais sensíveis, o método de extração tradicional era a enfloragem. A enfloragem a quente consiste em mergulhar, por exemplo, as pétalas de rosa em banhos de gordura animal ou de óleos vegetais e deixá-las macerar, para depois retirá-las e descartá-las. Como a operação se repete várias vezes, a gordura acaba por acumular o aroma das flores. A enfloragem a frio, reservada principalmente ao jasmim e à angélica, é feita com o simples despetalar das flores em distribuidores cheios de gordura fria; essa operação é repetida todos os dias durante um mês. As gorduras são posteriormente lavadas com álcool para depois se obter, por evaporação do álcool, o concreto (base semissólida) e, em seguida, a essência absoluta, ou absoluto. Atualmente, esses processos, muito caros em termos de material e de trabalho, foram substituídos por extrações mediante solventes voláteis, como o éter de petróleo, o hexano e o benzeno.

Finalmente, alguns produtos são obtidos por maceração simples no álcool, como os produtos de origem animal: âmbar, almíscar ou castóreo.

O TEMPO DA MODERNIDADE: OS PRODUTOS SINTÉTICOS

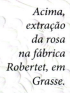

Acima, extração da rosa na fábrica Robertet, em Grasse.

O desenvolvimento da química orgânica, no final do século XIX, não poupou a perfumaria. De início, na forma de réplicas – composições sintéticas de uma essência de rosa, de jasmim, etc. –, as essências químicas tornaram-se indispensáveis para a perfumaria moderna: atualmente, são mais de 10 mil os produtos utilizados por laboratórios especializados, geralmente filiais de grandes grupos químicos e farmacêuticos.

A fabricação industrial de perfumes contemporâneos requer o uso de produtos de síntese, por razões de eficácia e custo. A magia, e também, nesse estágio, o inconveniente dos produtos naturais, é sua irregularidade: como os vinhos, as essências naturais têm suas boas e más safras em termos de qualidade e de quantidade. A indústria não pode se permitir ficar refém disso. E, sobretudo, os custos do natural e do sintético não têm comparação: desse modo, uma belíssima rosa da Bulgária valerá de 4 mil a 5 mil euros o quilo (cerca de 9 mil a 11 mil reais), enquanto sua réplica sintética custará apenas uns 50 euros (pouco mais de 100 reais)! Cem vezes menos! Na constituição do preço final de um frasco de perfume comprado em uma loja, o consumidor desembolsa apenas cerca de 3% pelo perfume propriamente dito (embalagem, marketing, custos de distribuição e impostos ficam com a maior parte) e, no fim, 1% pelas essências que o constituem! Diante disso, é possível ver o milagre que os produtos sintéticos operaram no desenvolvimento da indústria da perfumaria. Mesmo assim, na presente obra, para a fabricação de perfumes artesanais, recomendamos utilizar matérias-primas naturais, mais caras, é óbvio, porém melhores e também mais fáceis de encontrar. As principais são cerca de sessenta: constituem a "paleta" do perfumista.

OS PRINCIPAIS ÓLEOS ESSENCIAIS DE BASE

ACÁCIA-DA-AUSTRÁLIA
Acacia dealbata

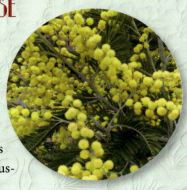

A flor da acácia-da-austrália, ou mimosa, é muito difícil de ser trabalhada. Só o botão é utilizável, descartando-se as folhas, que dariam uma tonalidade demasiado verde à essência absoluta. Suas notas são sutis e misteriosas. A essência absoluta de acácia-da-austrália confere um acorde floral-talco a alguns perfumes florais.

ÁCORO
Acorus calamus

O Acorus calamus brota nos pântanos da Ásia, Europa e América. Suas raízes são destiladas, a fim de obter uma essência cujo odor natural é o do couro com acordes lácteo-picantes. Por carregar em geral notas animais, o ácoro, ou cálamo, reforça as combinações amadeirado-picantes e as notas de couro.

AGÁLOCO OU OUD
Aquilaria agallocha

Entre outras denominações, o agáloco também é chamado de aquilária, pau-de-águia, aloés (da Bíblia) e oud (entre os árabes). Essa grande árvore do Assam, na Índia, e do Laos se impregna de uma resina aromática produzida por um fungo que infecta a sua madeira. Depois da destilação a vapor de água, obtém-se uma essência de alto preço. Na Índia, é utilizado principalmente na fumigação e na composição dos atares, óleos perfumados feitos de pétalas de flores; no Japão, é empregado em numerosas cerimônias; e, na Arábia, como afrodisíaco.

AIPO
Apium graveolens

As sementes do *Apium graveolens* são destiladas para se chegar a um óleo essencial poderoso, de aroma amadeirado-picante-herbáceo. Sua persistência se harmoniza perfeitamente com fragrâncias de acordes amadeirados, picantes e orientais. Trata-se de um "reforçador" de aroma: em outros termos, uma pequena quantidade pode dar uma potência inesperada a uma rosa, por exemplo.

ALECRIM
Rosmarinus officinalis

Trata-se de um arbusto muito odorífero, originário da orla do Mediterrâneo, e que fornece, após destilação, uma essência aromática de notas de lavanda. Pertence à mesma família do hissopo, do tomilho, do louro e da lavanda. Suas notas agrestes são utilizadas como nota de cabeça, para dar mais vigor aos perfumes masculinos. A essência de alecrim mantinha um lugar importante na composição da água da rainha da Hungria.

ÂMBAR (OU ÂMBAR-GRIS)

O âmbar-gris é proveniente dos cálculos intestinais do cachalote (*Physeter catodon Linnaeus*), espontaneamente expelidos por ele na superfície das águas, formando blocos que variam de 10 gramas a 10 quilogramas.

Essa matéria-prima, muito rara, faz parte dos componentes que já eram utilizados na perfumaria antiga, como o incenso, o almíscar e a mirra. Seu odor animal serve de "fixador" em alguns perfumes. Depois desses blocos serem reduzidos a pó, produz-se o âmbar-gris por meio dos processos de tintura ou de maceração.

ANGÉLICA
Polianthes tuberosa

A essência absoluta de angélica, ou tuberosa, obtida por extração, é uma matéria-prima altamente preciosa e cara em perfumaria. Sua produção, expressiva no início do século XX em Grasse, hoje é mais desenvolvida na Índia. Ela exala um aroma complexo, com um lado graxo, muito lácteo no começo. Seu odor mágico, que evolui enormemente, é muito intenso na composição de um perfume.

ANIS-ESTRELADO OU BADIANA
Illicium verum

Por volta de 1500 a.C., os egípcios cultivavam essa planta em grande quantidade, para com ela fazer bebidas, alimentos e utilizar suas virtudes medicinais (folhas e sementes).

O anis-estrelado é fruto da badiana-da-china. Ele se compõe de um folículo fibroso de oito carpelos, cada um deles contendo uma semente brilhante. Desse modo, ele forma uma estrela de oito pontas muito característica, de onde vem o nome anis-estrelado. Os frutos são colhidos ainda verdes, antes de serem postos para secar ao ar livre, momento em que adquirem uma cor marrom-avermelhada.

A China e o Vietnã são os principais produtores da essência de badiana ou de anis-estrelado. A essência de anis-estrelado é obtida por destilação.

ARTEMÍSIA
Artemisia vulgaris

Essa erva selvagem é proveniente da Europa oriental, da Ásia e dos países do norte da África. Os perfumistas valorizam muito seu odor herbáceo-aromático e utilizam seu óleo essencial na composição de misturas amadeiradas e em tons de bergamota, couro e fougère.

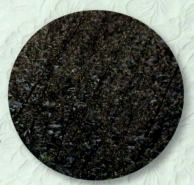

BÁLSAMO-DE-TOLU
Toluifera balsamum

Grande árvore da Bolívia e da Venezuela, a *Toluifera balsamum* contém uma resina (bálsamo) que escorre do tronco cortado. Pode-se produzir uma essência por destilação ou um resinoide por extração com solvente, de odor balsâmico, ligeiramente floral, que participa generosamente das composições orientais.

BÁLSAMO-DO-PERU
Myroxylon balsamum

O *Myroxylon balsamum*, árvore da América Central, fornece uma resina expelida pelo tronco quando sua casca é retirada. Utilizado em estado bruto ou destilado em essência, tem um acorde balsâmico adocicado que é empregado nas notas de fundo dos perfumes orientais e talcos.

BAUNILHA
Vanilla fragrans e *Vanilla planifolia*

A baunilha é um cipó da família das orquidáceas e originária do México. Posteriormente, foi cultivada em Java, nas Ilhas Reunião e em Madagascar, por muito tempo, seu principal produtor mundial.

O cultivo dessa flor apresenta grande dificuldade, pois o inseto que a fecunda no México não se encontra na região do oceano Índico. É preciso, então, polinizar as flores manualmente e, depois, esperar catorze meses para que alcancem seu tamanho máximo e, então, fazê-las passar por diferentes processos de maturação (a baunilha fresca não tem nenhum cheiro). Utilizada principalmente como aromatizador alimentar, seu acorde balsâmico adocicado entra na composição de alguns perfumes orientais.

BENJOIM
Styrax benzoe

Essa resina provém da incisão da casca do *Styrax tonkinensis*, arbusto do Vietnã e do Laos. A goma branca, que depois se torna amarelada, endurece em contato com o ar, desenvolvendo notas redondas e quentes, muito utilizadas nas notas de fundo de um perfume oriental. Associado à baunilha, o benjoim produz uma deliciosa combinação adocicada.

BERGAMOTA
Citrus aurantium bergamia

Esse fruto é originário da Calábria, sul da Itália. A casca desse grande cítrico não comestível fornece um óleo essencial, de sabor amargo e adocicado. Sua essência é obtida pela expressão a frio da casca do fruto.

Seu odor fresco é utilizado como nota de cabeça na composição dos perfumes, das águas-de-colônia e das águas frescas. Ele também perfuma os bombons de Nancy e as madalenas de Proust.

BUCHU
Barosma betulina

Barosma betulina é uma erva da África do Sul cujo óleo essencial, obtido por meio da destilação das folhas secas, exala um poderoso odor de hortelã, parecido à fruta. Os perfumistas o utilizam para obter um acorde aromático fresco e levemente frutado.

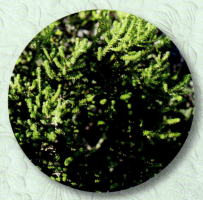

CAMOMILA
Matricaria chamomilla

A essência destilada de *Matricaria chamomilla*, de um tom bastante azulado, exala um odor durável, herbáceo-frutado-atabacado; tal essência é chamada de camomila azul.

A camomila-romana (*Anthemis nobilis*) é mais aromática: geralmente, é a que será utilizada com mais frequência nos perfumes de acorde floral, nos orientais e em tons de bergamota. A camomila possui ainda virtudes cosméticas. É um calmante para a pele.

CANELA
Cinnamomum zeylanicum

O *Cinnamomum zeylanicum* é uma árvore originária da Ásia. A essência de canela-da-índia é destilada a partir dos canudos secos e moídos da casca da árvore. Seu odor poderoso e quente se harmoniza com as composições picantes e amadeiradas.

CAPIM-LIMÃO
Cymbopogon flexuosus

Cultivado na Índia, o capim-limão é uma erva tropical bastante difundida, chamada antigamente de "verbena das Índias", da mesma família da citronela. Sua essência é especialmente utilizada na obtenção de moléculas derivadas, embora também seja empregada em notas de cabeça para os perfumes silvestres.

CARDAMOMO
Elettaria cardamomum

A *Elettaria cardamomum* é uma planta selvagem cultivada no Sri Lanka, na Índia, na Indonésia e na América Central. Sua essência provém da destilação dos grãos e confere potência às combinações de cipreste e couro, graças a seu aroma amadeirado-floral. No Oriente, também é utilizado na alimentação e para perfumar o café.

CASSIS
Ribes Nigrum

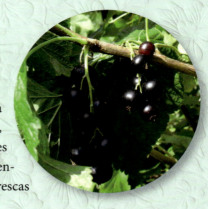

A produção de cassis é feita essencialmente na França, na Borgonha. Recolhem-se os jovens frutos no início do ano, obtendo-se com eles o absoluto por extração com solventes voláteis. O cassis, que é muito caro, é utilizado especialmente em perfumaria de luxo. Nós o encontramos nas águas frescas e nos perfumes masculinos com aroma de coníferas.

CASTÓREO

Essa matéria-prima, extraída das secreções oleosas glandulares do castor-canadense, permite acentuar as notas de couro de alguns perfumes. É utilizada nas composições à base de bergamota, sândalo e tabaco.

CEDRO
Juniperus

A madeira de cedro provém essencialmente da Virgínia e dos montes Atlas, no norte da África. Depois da destilação, o cedro fornece uma essência muito perfumada, seca e preciosa para os acordes amadeirados. Esse óleo essencial é muito presente na composição de perfumes masculinos.

CITRONELA
Cymbopogon nardus e *Cymbopogon winteranius*

A essência de citronela provém da destilação de diferentes espécies de *Cymbopogon*, grandes ervas de extensa ocorrência na Índia, Indonésia e China. Essas essências são especialmente empregadas em perfumaria funcional e também na obtenção de diversas moléculas odoríferas.

CIVETTE
Viverra civetta

Esse pequeno carnívoro da Etiópia, também conhecido como gato-de-algália e civeta, é capturado na selva ou provém de viveiros de criação. Ele possui uma bolsa perto das glândulas genitais que secreta uma substância almiscarada – a civette –, obtida por curetagem. Sabiamente dosada, a potência desse aroma animal confere força e sensualidade a determinadas fragrâncias.

CRAVO-DA-ÍNDIA
Eugenia caryophyllata

A essência é obtida pela destilação dos botões florais do craveiro-da-índia, árvore de grande ocorrência em Madagascar, Malásia e China. Sua nota condimentada permite, em associação com a essência de rosa, reconstituir a nota de cravo.

EUCALIPTO
Eucalyptus globulus

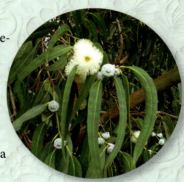

Os eucaliptos formam um grupo muito rico de árvores do gênero *Eucalyptus*, da família das Myrtaceae e que incluía, até 1995, o gênero *Corymbia*. Os eucaliptos são nativos da Austrália e da Tasmânia. Por sinal, eles dominam 95% das florestas australianas, com suas mais de seiscentas espécies. Os eucaliptos possuem toda uma gama de mecanismos de adaptação e apresentam crescimento rápido, o que lhes permite estarem presentes em uma grande gama de ambientes.

Algumas espécies, especialmente a *E. globulus*, foram introduzidas na Europa, onde se aclimataram perfeitamente às margens do Mediterrâneo, bem como em Portugal, onde imensas florestas de eucalipto foram plantadas para a produção de celulose. Essas espécies também foram plantadas na África do Norte, especialmente na Argélia, no Marrocos, na Líbia e na Tunísia.

Elas também podem ser encontradas nas ilhas de Madagascar, de Mayotte e da Reunião, no Sri Lanka, na África do Sul e na Califórnia. O óleo essencial é obtido pela destilação das folhas.

FAVA-TONCA OU CUMARU
Dipteryx odorata

O óleo essencial de fava-tonca é obtido do cumaru, árvore das florestas da Amazônia venezuelana. Com sua nuance balsâmica adocicada, essa matéria-prima está presente em vários perfumes orientais.

FENO-GREGO
Trigonella foenum-graecum

As sementes dessa erva, empregadas principalmente na perfumaria antiga da Índia e da Ásia Menor, fornecem um resinoide de aroma complexo, raramente utilizado nos dias de hoje.

GÁLBANO
Ferula galbaniflua

Ferula galbaniflua é uma planta herbácea do Irã que pode atingir 2 metros de altura. O óleo essencial e o resinoide, obtidos da raiz, têm um aroma poderoso e intensamente verde, estranhamente parecido com o odor de casca de ervilhas.

GENGIBRE
Zingiber officinale

A essência é obtida pela destilação do rizoma (raiz). Geralmente mais utilizada para fins culinários, essa planta herbácea é conhecida por suas virtudes afrodisíacas. Em perfumaria, sua essência confere um acorde picante fresco. O gengibre é cultivado principalmente na China, no Brasil, na Índia, na Indonésia e na Jamaica.

GERÂNIO
Pelargonium graveolens

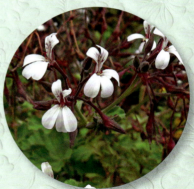

Cultivado nas Ilhas Reunião, bem como no Egito e na China, o gerânio-rosa, também chamado malva-de-cheiro, fornece uma molécula odorífera que lembra muito o aroma de rosa. A essência é obtida pela destilação da planta inteira. Geralmente, utiliza-se o óleo essencial nas composições florais.

GIESTA
Genista virgata

A *Genista virgata* germina abundantemente no sul da França. A essência absoluta é obtida das flores de giesta por meio da extração com solvente. Seu aroma floral tem uma forte nota que lembra mel, conferindo arredondamento e doçura às composições florais.

GUAIACO
Gaiacum officinale

Esse arbusto resinoso das Antilhas e da América Central fornece uma essência odorífera que se assemelha ao odor das rosas-chá. É utilizado nas notas de fundo de uma fragrância.

HORTELÃ OU MENTA
Mentha spicata

A essência de hortelã mais utilizada em perfumaria provém da hortelã-japonesa (*Mentha arvensis*), cultivada no Brasil, assim como da hortelã-pimenta (*Mentha piperita*), encontrada na Europa. Quem não adora a hortelã-comum (o cheiro do chá de hortelã)? Seu odor de clorofila provoca uma sensação semelhante à de guloseima. Utilizada como nota de cabeça, seu acorde herbáceo-mentolado confere uma nota aromática fresca e plena de vigor, particularmente às águas de toalete masculinas.

ÍRIS
Iris pallida

Com cerca de uma centena de variedades diferentes, a *Iris pallida* e a *Iris florentina* (íris-branco-de-florença, ou lírio-florentino) são as mais utilizadas em perfumaria. É o rizoma (raiz), e não a flor, que irá desenvolver toda a riqueza das notas florais.

Conhecido desde a Antiguidade, o rizoma de íris é usado desde o século XVII na composição de talcos perfumados, águas e perfumes (o cheiro de talco de nossas avós). A essência absoluta de manteiga de íris confere as famosas notas de talco aos perfumes.

JASMIM
Jasmin grandiflorum

Existe uma centena de espécies dessa flor, tão preciosa para a perfumaria. Cultivado principalmente em Grasse, do século XVI ao início do século XX, o jasmim, chamado "a flor", confere muito arredondamento a um perfume. São necessárias cerca de mil flores para obter, por extração, 1 quilograma de essência absoluta. Hoje, essa delicada flor está quase extinta na França. Alguns grandes perfumistas ainda conservam sua própria plantação de jasmins em Grasse; a grande maioria obtém as melhores essências absolutas no Egito e na Índia, de onde o jasmim é originário. Essa flor voluptuosa e capitosa tem uma importância fundamental na composição dos perfumes, tanto quanto a rosa.

JASMIM-DO-IMPERADOR
Osmanthus fragrans

As flores dessa árvore da China fornecem uma essência absoluta de aroma frutado-floral, muito apreciada pelos perfumistas contemporâneos. Desde sempre, elas perfumam os doces, o chá e o vinho na Ásia. O jasmim-do-imperador, ou flor-do-imperador, é também um dos principais componentes, juntamente com a rosa, do famoso "perfume de Cantão". Podemos utilizá-lo em harmonias muito variadas. Seu único defeito: é um dos produtos mais caros do mercado.

JASMIM-MANGA-BRANCO
Plumeria alba

O jasmim-manga-branco é um arbusto, também chamado de flor dos templos, originário das Antilhas, mas que brota mais difusamente na Índia, nas ilhas Comores e na Ásia em geral.

Ele produz uma bela flor de pétalas brancas e alaranjadas, que exala um perfume inebriante, forte, mas delicado, com uma nota característica muito exótica, florida e amendoada. A árvore pode atingir entre 2 e 6 metros de altura. A *Plumeria alba* floresce entre o verão e meados do outono, e suas flores liberam um perfume muito agradável e potente. O absoluto de flores do jasmim-manga-branco é obtido por extração com solvente volátil.

JASMIM-SAMBAC OU JASMIM-DAS-ARÁBIAS
Jasminum sambac

O jasmim-sambac é uma espécie de jasmim originária do sudeste e do sul da Ásia, nas Filipinas, Índia, Myanmar e Sri Lanka. O absoluto de jasmim-sambac é originário da Índia e da China. É obtido por extração a álcool a partir do concreto.

LÁDANO
Cistus ladanifer

Trata-se de uma goma-resina exsudada da folha da esteva, ou cisto, muito utilizada pela perfumaria antiga na feitura de unguentos e atualmente empregada na elaboração dos chipres e dos perfumes de tonalidade âmbar. Originária de Creta, a esteva é explorada principalmente na Espanha e na França. Juntam-se pequenos feixes de ramos, que são imersos em água fervente a fim de obter a resina, posteriormente levada à decantação.

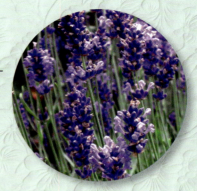

LAVANDA
Lavandula

Também conhecida como alfazema, a lavanda tem muitas variedades. A mais utilizada em perfumaria germina a cerca de mil metros de altitude (*Lavandula vera* ou *Lavandula officinalis*).

Apesar de suas notas melodiosas e ensolaradas, quentes e frescas, e, ao mesmo tempo, com uma leve ponta picante, essa nota aromática não está muito em voga atualmente. Em contrapartida, por conferir uma sensação de limpeza, a lavanda vem sendo muito utilizada em perfumes para interiores, produtos de limpeza, bem como na fabricação de sabonetes a partir dos lavandins, híbridos estéreis entre a lavanda e o aspic (*Lavandula latifolia*).

LIMÃO
Citrus limonum

O *Citrus limonum* provém da Itália, da Califórnia e da Flórida. É a casca do fruto a fonte da qual se obtém o óleo essencial, muito fresco e tônico. Essa essência é empregada nas águas-de-colônia e como nota de cabeça para acentuar a saída de determinados perfumes.

LIMÃO-TAITI
Citrus aurantifolia

O limão-taiti é um pequeno limão verde cultivado principalmente no Caribe e no México. O óleo essencial, obtido por destilação ou por extração, confere um acorde hesperídeo fresco, especialmente às águas masculinas. O limão-taiti também entra em uma composição muito famosa, mas que não é perfume: a Coca-Cola.

LÓTUS-AZUL
Nymphaea caerulea

O lótus-azul é uma planta rara que flutua às margens do Nilo, ideal para as pequenas bacias. A flor do lótus-azul surge no mês de junho: seu perfume é muito delicado, sutil e refinado. As cores se atenuam em azul-escuro ou pastel, indo em direção ao branco do centro, cercado de estames amarelo-ouro. O absoluto da flor de lótus-azul é obtido por extração com solventes voláteis.

MADEIRA DE SHIU, MADEIRA DE HÔ OU ALCANFOREIRA-DO-JAPÃO
Cinnamomum camphora

O óleo essencial é obtido por destilação completa a vapor de água, com posterior retificação por destilação sucessiva. Essa planta tem um odor refrescante, doce, semelhante ao de pau-rosa.

MASSOIA
Cryptocarya massoia

É uma espécie endêmica da Nova Guiné. Trata-se de uma árvore de tamanho médio, com crescimento otimizado nas florestas tropicais situadas entre 400 e 1.000 metros de altitude. O óleo essencial é obtido por destilação da madeira e da casca.

MIRRA
Commiphora myrrha

A mirra, originária do sul da bacia mediterrânea, é uma goma exsudante da casca da árvore. Essa resina, depois de processada, fornece um óleo essencial e um resinoide.

Utilizada principalmente nos acordes chipre ou fougère, a essência de mirra tem o aroma dos bosques, dos cogumelos: é simultaneamente redonda e fresca. A mirra, assim como o incenso, servia essencialmente de oferenda aos deuses por meio de fumigações. É relacionada entre os presentes oferecidos pelos reis magos a Jesus.

MURTA
Myrtus communis

O óleo essencial de murta é obtido pela destilação dos ramos do *Myrtus communis*. Essa essência é, na maior parte do tempo, empregada em pequena quantidade, para produzir uma nota silvestre aromática. De grande ocorrência na bacia mediterrânea, os ramos de murta eram o emblema de Vênus, a deusa do amor, e, consequentemente, de todos os amantes felizes.

MUSGO DE ÁRVORES
Evernia, Parmelia, Ramalina, Usnea, etc.

Esses diversos líquens utilizados em perfumaria são tratados por extração para obter a essência absoluta de musgo de carvalho ou de musgo de árvores. Em geral proveniente da antiga Iugoslávia e da França, o musgo de carvalho é, em tonelagem, a mais importante fonte de concreto hoje utilizada. Essa matéria-prima, muito complexa para o olfato, é necessária como nota de fundo na composição de um chipre.

NÉROLI
Citrus aurentium

A essência de néroli provém da destilação da flor de laranjeira-azeda (laranjeira-amarga), que germina abundantemente na Espanha e na Tunísia. Costuma ser muito empregada em confeitaria e em farmacopeia. Sua nota hesperídea permite a composição de águas-de-colônia de grande prestígio. O néroli deve seu nome à duquesa Flavio Orsini, conhecida pelo nome de princesa de Néroli, que o lançou em moda... Flor "virginal" por excelência, manteve-se em voga durante todo o século XIX.

OPOPANAX
Opopanax chironium

Árvore originária do Irã, a *Opopanax chironium* secreta uma goma que, depois do processamento a álcool, libera um resinoide ou, por destilação, uma essência. Seu odor de "cogumelo", de acorde balsâmico-resinado, casa-se com as notas de fundo dos perfumes orientais.

PATCHULI
Pogostemon cablin

Originário principalmente da Indonésia, o patchuli fornece uma essência obtida pela destilação das folhas, que devem estar secas e envelhecidas para serem processadas. Tendo sido a principal moda nos anos hippies, o patchuli é sempre utilizado, mas em concentração menor. Seu acorde musgo, de aroma de madeira defumada, geralmente entra nas notas de fundo de um perfume oriental ou de um chipre.

PAU-ROSA
Aniba rosaeodora

A *Aniba rosaeodora* é uma árvore tropical originária da Amazônia que atinge 40 metros de altura e 1 metro de diâmetro. É uma espécie rara e muito procurada. Permite elaborar o linalol, um isolado natural do pau-rosa, que é o ingrediente mais importante dentro da composição do Chanel Nº 5.

PETITGRAIN
Citrus aurentium

A essência de petitgrain é obtida pela destilação das folhas da laranjeira-amarga ou de outros cítricos. Essa essência é sempre utilizada como nota de cabeça, para conferir uma saída fresca às águas-de-colônia e às águas frescas. Geralmente elaborado nos países produtores de cítricos, o petitgrain tornou-se uma especialidade do Paraguai.

PIMENTA-DO-REINO
Piper nigrum

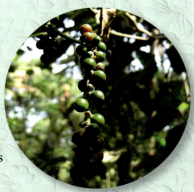

A pimenta-do-reino é uma especiaria picante, obtida do fruto seco da pimenteira, trepadeira da Ásia tropical. Pela destilação da semente com vapor de água, obtém-se um óleo essencial incolor, de tom verde-azulado e, por extração com solvente, um concreto. A essência confere um acorde picante-fresco, presente sobretudo nos perfumes masculinos.

ROSA
Rosa

Existe mais de uma centena de variedades de rosas. As mais utilizadas em perfumaria são a Rosa centifolia de Grasse (também chamada rosa-de-maio ou rosa-de-cem-folhas), e a Rosa damascena proveniente da Turquia, da Bulgária e do Marrocos. A primeira é processada por extração com solvente, obtendo-se um concreto e, depois, uma essência absoluta. A última também é processada em essência absoluta ou destilada para obter um óleo essencial mais fresco. A rosa é, junto com o jasmim, uma das flores mais utilizadas em perfumaria desde a Antiguidade.

SÁLVIA-ESCLAREIA
Salvia sclarea

O óleo essencial da sálvia-esclareia é obtido pela destilação a vapor de água das extremidades floridas da planta. Também poderemos extrair um concreto com solvente. Quando adulta, essa planta pode, no final de sua floração, atingir a altura de um homem. Sua essência, de aroma musgo-âmbar, é utilizada na composição das águas-de-colônia e, principalmente, nos perfumes masculinos, para lhes conferir suavidade e fixação perfeita.

SÂNDALO
Santalum album

A essência de sândalo, ou pau-sândalo, é obtida pela destilação a vapor de água da serragem da madeira. Essa árvore, que brota essencialmente na Índia, exala seu odor a partir dos 30 anos de idade. Por causa das podas indiscriminadas, as árvores de idade madura tornaram-se raras e caras. O sândalo é objeto de leis de proteção muito severas na Índia. Por esse motivo, os perfumistas utilizam atualmente essências de pau-sândalo cultivado na Austrália, por exemplo, de aroma levemente diferente. Seu odor quente, lácteo e persistente é precioso nas notas de fundo das harmonias amadeiradas, orientais.

SEGURELHA
Satureja hortensis e *Satureja montana*

Essas duas espécies nativas da região mediterrânea são pequenos arbustos, que alcançam 30 cm de altura. A segurelha tem folhas persistentes, brilhantes e de um verde luminoso e flores rosadas. Seu perfume apimentado lembra um pouco o do tomilho.

SEMPRE-VIVA
Helichrysum stoechas

Na Provença, na Espanha e na antiga Iugoslávia, da *Helichrysum stoechas* é obtido um óleo essencial e uma essência absoluta. Essa planta, cujas flores conservam o próprio aspecto depois de secas, também é conhecida pelo nome de "perpétua".

TAGETE
Tagetes glandulifera

A destilação da planta produz uma essência de aroma original, frutado-espirituoso. A extração da flor com solvente permite obter uma essência absoluta mais floral, com leve tonalidade de mel.

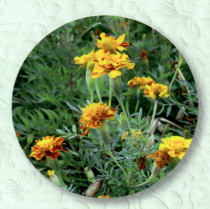

TANGERINA
Citrus reticulata

A essência é obtida pela expressão da casca do fruto. O fruto provém principalmente da Itália e da Espanha. O óleo essencial serve para completar a saída de um perfume hesperídeo ou semioriental. Também pode ser associado à laranja-amarga, para apoiar seu efeito acidulado.

TOMILHO
Thymus vulgaris

A essência de tomilho é obtida pela destilação das ervas secas da planta aromática. É utilizada como nota de cabeça para as harmonias hesperídeas, alavandadas e aromáticas. Suas notas poderosas estão presentes principalmente em determinados perfumes masculinos.

VETIVER OU CAPIM-VETIVER
Vetiveria zizanioides

O óleo essencial de vetiver é obtido pela destilação das raízes dessa planta, de fácil proliferação e cultivada principalmente no Haiti, em Java e nas Ilhas Reunião. Seu odor amadeirado-fresco se assemelha a uma mescla de alcaçuz e terra úmida. Suas notas profundas e persistentes são bastante utilizadas em perfumes masculinos.

VIOLETA
Viola odorata

Os principais cultivos de violetas na França encontram-se em Tourette-sur-Loup, nos arredores de Grasse. Em perfumaria, utiliza-se apenas a folhagem da violeta, porque a flor em si é quase inodora. Sua essência absoluta confere uma nota verde, levissimamente floral. Hoje especialidade da cidade de Toulouse, a violeta está voltando à moda.

YLANG-YLANG
Cananga odorata

Essa árvore, que pode chegar até a 10 metros de altura, é mantida a uma altura de 2 metros, para facilitar a colheita das flores. Originária das Filipinas, é cultivada principalmente em Comores, Madagascar, Indonésia e em Maiote. A essência do ylang-ylang é fracionada e apresentada em diferentes graus: ylang-ylang extra, ylang-ylang I, ylang-ylang II e ylang-ylang III. Geralmente chamada de cananga ou ilanga, essa flor nobre tem um aroma muito marcante, intenso, com um lado animal. Sua essência é utilizada na fabricação de vários perfumes florais e orientais.

ZIMBRO

Juniperus communis

O junípero, que encontramos em toda a Europa, é coberto de frutos chamados bagos de junípero, os quais, depois de secos, são destilados para obter óleo essencial. Esse óleo também pode ser obtido pela destilação da planta integralmente triturada. Suas notas amadeirado-frutadas casam-se de modo muito original com as composições amadeiradas, com tons de chipre e fougère.

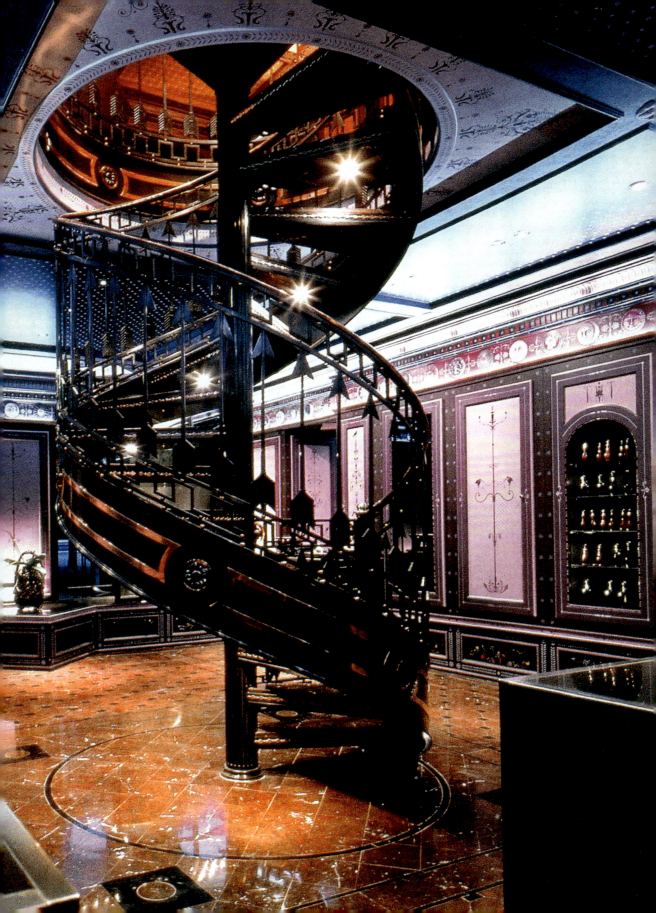

A PERFUMARIA CONTEMPORÂNEA

Como se cria um perfume nos dias de hoje? De que alquimia ele é fruto? O perfume é produzido por hábeis artesãos perfumistas ou por químicos especializados em manipulações de laboratório? Sabemos bem pouco sobre os perfumistas… Talvez porque o perfume seja um terreno tão misterioso – muitas vezes com segredos guardados a sete chaves – que o leigo não poderia ter acesso a ele, exceto por meio de uma iniciação autorizada. E, quando um romance admirável – *O perfume*, de Patrick Süskind – vem divulgar alguns de seus princípios, é para mergulhar o leitor na complexidade psicológica do perfumista Grenouille, sábio e talentoso criador, mas também um assassino meticuloso e obsceno!

Atualmente, os "novos perfumistas" – seja um Serge Lutens a percorrer o mercado de Marrakesh para materializar os aromas em sua memória olfativa e elaborar com Christopher Sheldrake uma composição como os almíscares Koublaï Khan, seja um Jean Laporte a criar um perfume com aroma de café, seja um Lorenzo Villoresi tentando traduzir a solicitação de um cliente de um perfume feminino que lembre o suor do cavalo – evocam uma alquimia estranha e poética. Enquanto isso, porém, outros perfumistas, trabalhando anônimos no silêncio tecnológico de grandes empresas multinacionais, produzem perfumes complexos e que ao mesmo tempo podem ser reproduzidos nas filiais espalhadas pelo mundo todo (de modo parecido à companhia Coca-Cola, capaz de fabricar seu famoso refrigerante tanto na China quanto no Brasil ou, ainda, na Virgínia) com ingredientes locais.

O grande perfumista Edmond Routnitska, o nariz da Dior, lamentava as transformações da perfumaria, que, segundo ele, não abriam mais espaço para o criador. Realmente, a concorrência é dura quando se fala de um produto cada dia mais acessível e cujo objetivo é atingir a população mundial em grande escala. No Brasil, as empresas de venda porta a porta, como a Avon e a Natura, distribuem seus produtos até mesmo nos mais remotos lugarejos da Amazônia! Uma transformação que teria feito cair o queixo de Cleópatra, para quem o perfume era um privilégio divino, reservado à elite principesca, e que deixaria boquiabertos até mesmo Jeanne Lanvin e Coco Chanel, que viam no perfume um complemento – ou, como se diz hoje, um acessório – da costura, e não sua locomotiva.

À esquerda, perfumaria Les Salons du Palais Royal, em Paris.

O PERFUME NA ERA INDUSTRIAL

Quais são as etapas da fabricação do perfume que você acabou de comprar em sua perfumaria preferida?

Com efeito, a fabricação começa muito antes do próprio perfume. A primeira etapa consiste, para a marca, em definir o conceito do produto, sua distribuição e, posteriormente, sua imagem. Disso resultará um produto conceitual, descrito pelo departamento de marketing da empresa. Nessa etapa, já estão decididos o nome, o estilo e a campanha publicitária do perfume.

Depois, vem sua representação em termos de design: o frasco, a tampa e a embalagem, cujo conceito será encomendado a empresas especializadas.

Quando tudo isso estiver pronto é que começará a parte de criação do perfume: vários perfumistas e laboratórios serão chamados à concorrência para a apresentação de projetos. A marca escolhe, compra o concentrado e manda fabricar o perfume ou o fabrica diretamente: o concentrado é misturado em determinada proporção com álcool de alta qualidade, segundo uma porcentagem variável. Extrato, perfume, água de perfume ou deoperfume, água-de-colônia são versões cada vez menos concentradas de um mesmo produto de base.* Cada marca tem a liberdade de definir suas porcentagens de mistura e, por sinal, não costumam divulgá-las.

Depois, vem um tratamento de estabilização: antigamente, isso era feito por uma maceração de vários meses. Hoje, os meios mecânicos e térmicos permitem acelerá-la: os produtos sintéticos, para todos os efeitos, não necessitam do mesmo processamento a que se submetiam os produtos naturais, mais complexos e frágeis.

Finalmente, por meio de refrigeração ou congelamento, eliminam-se as ceras residuais. Por último, vêm a filtração, o engarrafamento – a vácuo, no caso dos sprays – e a embalagem.

---

* No Brasil, essas categorias são trabalhadas da seguinte forma: **extrato** (*extrait*), composição contendo alta concentração de matérias-primas fragrantes (acima de 40%); **perfume** (*parfum*), apresenta concentração de matérias-primas fragrantes (entre 20% e 40%); **água de toilette** (*eau de toilette* e também *eau de parfum*), concentração de matérias-primas fragrantes (entre 10% e 20%); **colônia**, concentração de matérias-primas fragrantes (entre 5% e 15%); **deocolônia**, concentração de matérias primas-fragrantes (entre 5% e 15%) (e também um ingrediente de ação desodorante, como o Triclosan); **água-de-colônia** e **água de banho** (*eau de cologne*), concentração de matérias-primas fragrantes (entre 1% e 5%). (N. T.)

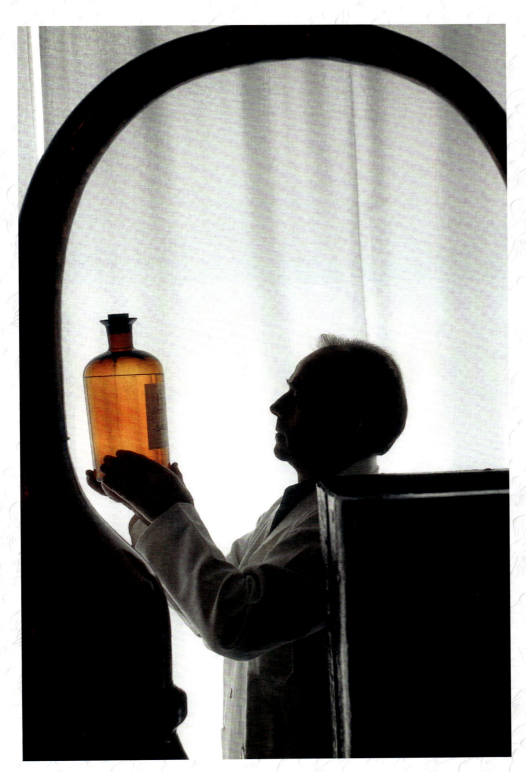

À esquerda, alambique na fábrica Fragonard.

Para as grandes marcas da atualidade, o lançamento de um novo perfume é um negócio muito mais importante do que a próxima coleção de alta-costura e o desfile midiático que se seguirá a ela. Estão em jogo vários milhões de dólares, e não se permite ao perfumista nenhum direito de errar.

Com base em um briefing de criação preparado pelos diretores de marketing e pelas agências de publicidade, o perfumista tem a ingrata tarefa de criar um perfume capaz de liquidar os concorrentes no terreno já saturado das grandes lojas de perfumaria ou dos duty free. Nessa fase, o produto criado não tem mais nada a ver com uma obra de arte: trata-se de um produto de alto desempenho, tanto quanto um novo modelo de carro.

A química dos produtos sintéticos permite aos grandes laboratórios – que produzem, ao mesmo tempo, perfumes e pastas de dentes, cremes hidratantes e aromatizantes alimentícios – e aos perfumistas criarem produtos com precisão de alvo cada vez maior e, porque a economia de mercado assim o determina, com preço cada vez mais acessível. Podemos dizer que nunca antes o perfume foi tão complicado em sua composição e ao mesmo tempo tão barato!

E podemos prever que os preços se reduzirão sempre mais: nem tanto por causa do próprio perfume – cujo custo varia entre 1% e 3% do preço final do frasco vendido nas lojas –, mas por causa de reestruturações industriais (todos os perfumes, ou quase todos, vêm se concentrando em cinco ou seis multinacionais, como LVMH, L'Oréal e Estée Lauder) e de economias de escala. E também pela entrada do perfume na era do *mass market*. E, no futuro, em razão de vendas diferenciadas, especialmente pela internet. É claro que atualmente a publicidade tenta manter o clima de sonho e de luxo refinado que o perfume evoca.

De fato, o perfume suscita, mais que qualquer outra lembrança de nossos sentidos, o reflexo de memória olfativa descrito por Proust no famoso capítulo da madalena (com perfume de bergamota), em sua obra *Em busca do tempo perdido*.

De produto de luxo, o perfume se transformou em produto popular: quando Marilyn Monroe revelou que só ia dormir "vestida" com uma gota de Chanel Nº 5, ela ainda era uma privilegiada. Nos dias de hoje, a *eau de toilette* Chanel Nº 5, o perfume mais vendido do mundo, está ao alcance de quase todos os bolsos e oferece o sonho de estar vestida como Marilyn por bem poucos dólares.

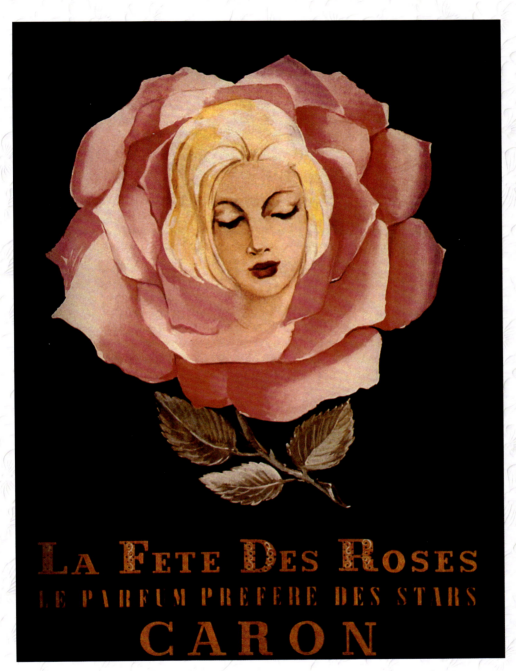

À esquerda, propaganda da Caron, 1947.

A moda dos aromas

No misterioso universo dos odores, os perfumes receberam nomes exóticos, frequentemente ligados às principais essências de que eram constituídos: é desse modo que os perfumes são classificados em "grandes famílias", como os chipres (em referência ao famoso perfume da Coty), os fougères, os couros, os orientais-âmbares, os hesperídios, etc.

Atualmente dominada pelos ditames da moda – cujas últimas incursões são o perfume chamado unissex ou andrógino e os odores ozônicos, que evocam a atmosfera marinha –, a perfumaria corre o risco de romper com a própria história. Grandes perfumes deixaram de ser comercializados quando saíram de moda.

Felizmente, algumas marcas, como Patou, Lancôme, Caron e Guerlain, têm reeditado os perfumes de outrora. A água de Catarina de Médicis, produzida pela perfumaria Santa Maria Novella, de Florença, volta a fazer sucesso. Dessa maneira, a perfumaria readquire uma dimensão histórica que estava em risco de perder.

Por sinal, a tendência que consiste em privilegiar, inclusive no caso do perfume, a dimensão sanitária, ou até mesmo terapêutica, é cada vez mais expressiva. A onda contemporânea da aromaterapia não pode nos fazer esquecer que, com isso, se retoma a mais antiga das medicinas. Atualmente, existe uma grande variedade de correntes, todas influenciadas pelo pensamento oriental, para o qual o corpo e o espírito se encontram ligados pelo uso de essências cuja função é equilibrar o indivíduo e, portanto, curá-lo.

Essa noção de equilíbrio, em uma sociedade pressionada pelo estresse, corresponde a uma nova imagem do perfume, ele próprio produzido pelo equilíbrio de seus componentes. Como observa Tsutomu Saito, do centro de pesquisas da Shiseido, "o consumidor quer usar um perfume que o preserve do estresse social e da degradação ambiental". As pesquisas promovidas pela Shiseido, mesmo antes do lançamento de seu primeiro perfume antiestresse, demonstraram o efeito tranquilizante dos perfumes em geral e de algumas essências em particular.

Cada dia mais, a expectativa do consumidor será a de que seu perfume o ajude a "sentir-se bem consigo mesmo", e não mais simplesmente ter um cheiro bom. A própria sedução já não passa tanto pelo efeito provocado, mas pela autossedução. "Se sou linda e equilibrada, seduzirei" poderia ser a profissão de fé da mulher – e do homem – do futuro.

Nos dias de hoje, o consumidor pode converter essa busca do bem-estar e da identidade em conquista, sabendo escolher seu perfume entre os múltiplos produtos lançados ao sabor da moda, entre os grandes clássicos de marcas famosas, entre as reedições ou até mesmo nas lojas mais sofisticadas que retomam a tradição dos artesãos perfumistas e defendem um retorno aos perfumes naturais.

O consumidor também pode arregaçar as próprias mangas e participar da elaboração de seu ambiente olfativo, como nós o sugerimos aqui.

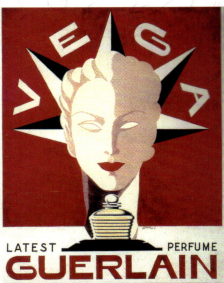 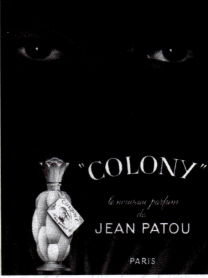 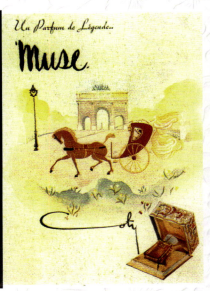

Da esquerda para a direita: Propaganda da Guerlain, 1938.

Propaganda da Jean Patou, 1938.

Propaganda da Coty, 1961.

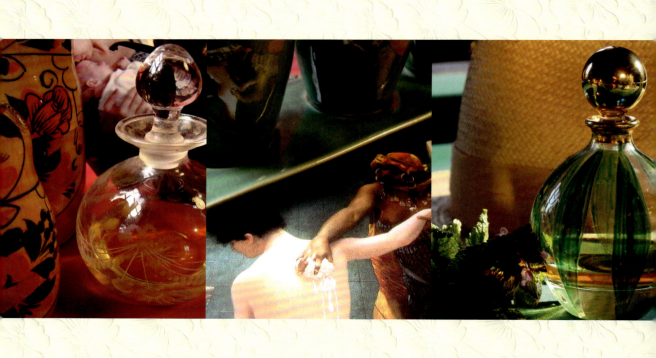

CADERNO DE RECEITAS

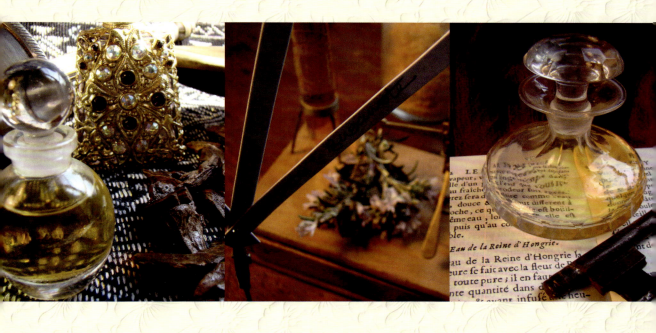

A ARTE DA CRIAÇÃO

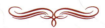

Não basta um livro de receitas de cozinha para fazer de alguém um bom cozinheiro... o mesmo acontece com a perfumaria. A qualidade e a especificidade, até mesmo a raridade, de algumas matérias-primas constituem o parâmetro mais sensível. Um óleo essencial de vetiver ou uma essência absoluta de rosa terão variações a depender da origem – o vetiver terá de vir das Ilhas Reunião ou de Java, e a rosa, da Bulgária, da Turquia ou do Marrocos –, da idade – desconfiem dos estoques muito velhos –, da honestidade do revendedor – alguns deles não hesitam em diluir uma rosa verdadeira com uma rosa sintética mais barata –, etc.

Além do mais, cada indivíduo tem seus próprios gostos: fornecer uma receita fechada seria apostar na uniformidade da sensibilidade por parte de nossos leitores e leitoras. Nas receitas a seguir, deixamos todo o espaço para a personalização dos perfumes: cada um pode modificar um equilíbrio ou até mesmo algum ingrediente para chegar ao produto desejado (ou próximo do desejado: a perfeição não existe!). Para chegar a isso, um pequeno curso preliminar de composição nos pareceu necessário. Sugerimos a todos que o leiam antes de se lançarem a essa ou àquela realização.

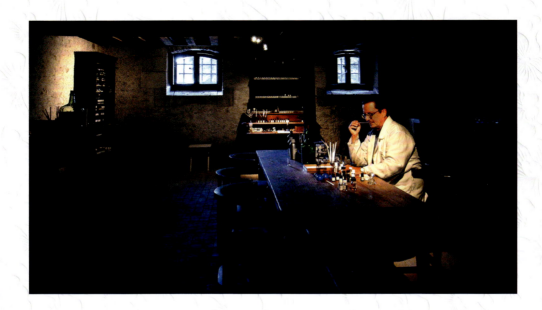

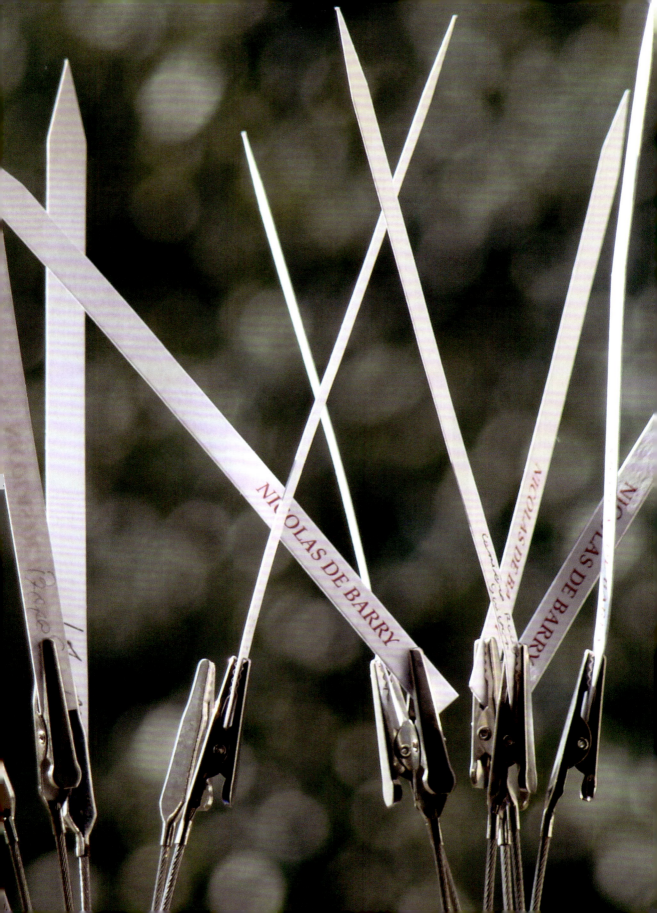

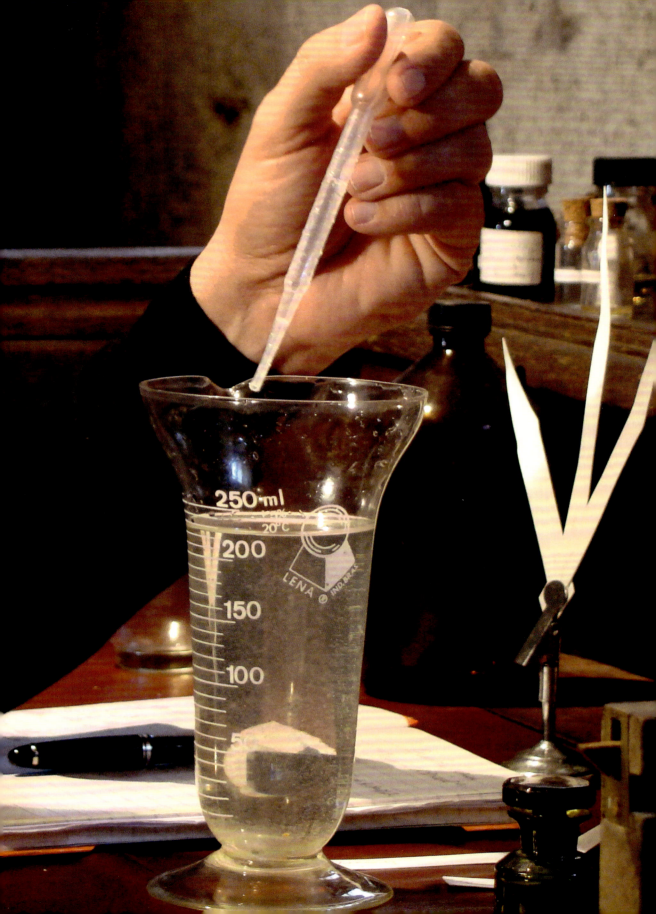

COMO SE COMPÕE UM PERFUME?

A criação é essencialmente uma busca de harmonia entre vários componentes (os óleos essenciais, as essências absolutas, etc.), e a sequência, isto é, a mistura com um solvente (álcool) ou um corpo de recepção (óleo, sabão), é simples e sempre a mesma.

Concentremo-nos no principal: a combinação de notas para formar um acorde e, depois, uma composição. As notas são os óleos essenciais, cada um proveniente de uma matéria-prima definida: rosa, jasmim, vetiver, etc. Os acordes são as combinações de várias notas: um acorde simples, de duas notas, é a mistura, por exemplo, de rosa e de almíscar em uma proporção equilibrada. A composição é a combinação de vários acordes em harmonia. Existe, à disposição do criador, um número muito grande de notas: para começar, os óleos essenciais naturais, as essências absolutas, os concretos, os resinoides – todos produtos resultantes de transformações diferentes.

Os óleos essências provêm da destilação; os concretos e as substâncias absolutas, da enfloragem ou da extração por solventes voláteis; os resinoides, do processamento de gomas e resinas; por fim, temos a maceração, que consiste em deixar infundir no álcool um produto que liberará, desse modo, seu aroma (é o caso da baunilha e do âmbar).

Existem mais de quinhentas essências disponíveis no mercado; cada criador tem suas preferências e lança mão de cerca de uma centena delas. Podemos encontrar ainda centenas de produtos sintéticos e de bases fornecidas pelos principais laboratórios de produtos de perfumaria. Algumas dessas bases são uma reprodução de notas naturais ou interpretações de aromas naturais que não existem no estado de óleos essenciais (as frutas, por exemplo) ou que dão uma nota por vezes mais próxima do odor natural do que o próprio produto natural: por exemplo, se você está em busca de uma nota de sumo de toranja fresca, deve considerar como mais fiel a base sintética que tenta imitar esse efeito do que o próprio óleo essencial de toranja, obtido pela prensagem da casca a frio, e não do sumo.

Para as primeiras tentativas, você deve escolher um pequeno número de essências, que devem ser compradas, ou em um herbanário, ou por correspondência, ou pela internet. Recomendamos que escolha de preferência produtos naturais: são mais caros, porém mais adequados, e você terá, de saída, a vantagem de começar a trabalhar com bons produtos.

As notas são divididas, para efeitos didáticos, em três famílias: notas de fundo, de coração e de cabeça. O fundo constitui a estrutura do perfume e lhe dá profundidade, assim como duração. O coração é o complemento do fundo: ele lhe confere elegância e equilíbrio.

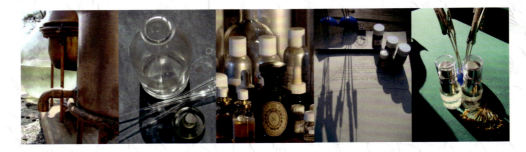

A cabeça, constituída pelas matérias mais voláteis, é a cereja do bolo; não é o elemento mais importante, mas é aquele que o consumidor percebe de imediato, são notas leves e instantaneamente agradáveis. Para compor um perfume, ou até mesmo uma água-de-colônia, devemos, portanto, obedecer a uma escolha de composição de três acordes. Esses três acordes devem associar-se com elegância para alcançar uma harmonia entre cabeça, coração e fundo.

Para maior clareza do que afirmamos, escolheremos um exemplo, o de uma composição clássica, um chipre. Vários perfumes são chipres, com infinitas variantes. Trata-se do *Chypre* de François Coty, que serviu de referência durante mais de um século; embora houvesse composições denominadas chipres desde a Antiguidade, já que a ilha de Chipre, no Mediterrâneo, sempre foi um local de produção de perfumes.

A composição começa pelo fundo: no caso de um chipre, a nota dominante deve ser a essência absoluta de musgo de carvalho, produto muito agreste, persistente e pouco volátil. Para conferir à nossa composição um caráter original, é preciso, já de início, associar essa nota de musgo de carvalho a uma outra nota de fundo, com a qual ela irá se harmonizar: patchuli, cedro, âmbar, ládano, vetiver, *etc.* Escolhamos, por exemplo, a nota de âmbar. Você mesmo pode fazer uma experiência de acorde. Misture os dois componentes em pequenos tubos de ensaio ou em frascos reciclados, acrescentando um pouco de álcool e aumentando gradativamente o âmbar.

Por exemplo, em um fundo de 30 gotas de álcool, vá dosando sucessivamente, em gotas (com a ajuda de uma pipeta), as duas essências seguintes:

Essência absoluta de musgo de carvalho: 9-8-7-6-5
Tintura de âmbar: 1-2-3-4-5

Graças a essas cinco experiências, de uma quantidade total de 10 gotas (ou gramas, a depender de seu material), você descobrirá o acorde que lhe é mais adequado em função da intensidade olfativa dos dois produtos. De minha parte e de acordo com os produtos à minha disposição no momento da experiência, escolhi a relação:

Essência absoluta de musgo de carvalho: 6
Tintura de âmbar: 4

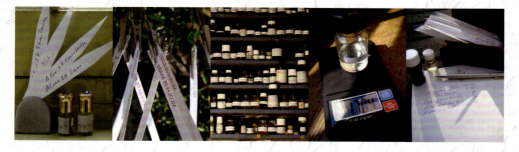

E acrescentei, secundariamente:

Óleo essencial de cedro: 1

Para o coração, optei pela simplicidade e pela qualidade: uma essência absoluta de rosa, que, nessa fase, dispensa qualquer outro acréscimo.

Para a cabeça, você tem à sua escolha todos os frutos cítricos: limão, laranja, tangerina, toranja, bergamota. Seguindo o exemplo do acorde de fundo, e depois de ter cheirado as matérias-primas à sua disposição, você fará o mesmo com duas delas, por exemplo, toranja e bergamota.

Para mim, isso dá:

Óleo essencial de toranja: 3
Óleo essencial de bergamota: 2

Podemos então juntar os nossos três acordes de base e chegar à seguinte fórmula:

Óleo essencial de toranja: 3
Óleo essencial de bergamota: 2
Essência absoluta de rosa: 3
Essência absoluta de musgo de carvalho: 6
Tintura de âmbar: 4
Óleo essencial de cedro: 1

Uma vez estabelecida, essa base chipre lhe servirá para vários usos. Você poderá utilizá-la tal qual está, como poderá, nessa composição, aumentar ou diminuir um ou outro elemento; também poderá utilizá-la para fazer outra coisa, por exemplo, um vetiver (ver p. 69), bem como para modificar um elemento ou substituí-lo por outro, fazendo, a cada substituição, a experiência gradual explicada anteriormente.

Com um chipre, um oriental e uma colônia, além de algumas boas essências naturais florais, como o jasmim, a rosa e a angélica, você terá em mãos, se a experiência lhe agradou, dezenas de possibilidades de perfumes diferentes, agradáveis e simples.

COMO SE FABRICA UM PERFUME?

Depois de composto, o perfume precisa ser fabricado. Normalmente, você terá preparado um primeiro ensaio em pequena quantidade, utilizando uma pipeta. Se quiser produzir 500 mL ou mais, terá de passar a medir em gramas e adquirir uma pequena balança de precisão. Nesse caso, recomenda-se fazer uma experiência, essência por essência, para medir o equivalente em gramas de suas gotas, porque cada matéria-prima tem uma densidade diferente. Em todo caso, a fabricação é a mesma: misture, em um frasco, preferencialmente de vidro (uma garrafa de vinho vazia, por exemplo), os óleos essenciais com o álcool, mexa, e depois tampe (com uma rolha de cortiça), deixando repousar por cerca de um mês.

No que se refere ao álcool, utilize álcool de perfumaria ou álcool de laboratório a 95° GL. O álcool a 90° nem sempre funcionará, porque ele não dissolve todos os óleos essenciais. E se você for utilizar pequenas quantidades, poderá recorrer à farmácia ou drogaria de sua preferência. Quando precisar de um álcool mais fraco, reduza a gradação alcoólica simplesmente diluindo-o com a mesma quantidade de água: dessa maneira, um volume de álcool a 90° misturado com um volume de água vai dar um álcool a 45°.

Depois da maturação, leve sua mistura perfumada a um congelador ou a um freezer por uma noite, retire, espere diluir e filtre com um funil (preferencialmente de vidro) e filtro de papel (especial para perfumaria). Seu perfume estará pronto, mas ele irá melhorar com o tempo, nos próximos seis meses. Depois disso, se você não for usá-lo imediatamente, guarde-o em lugar fresco e ao abrigo da luz.

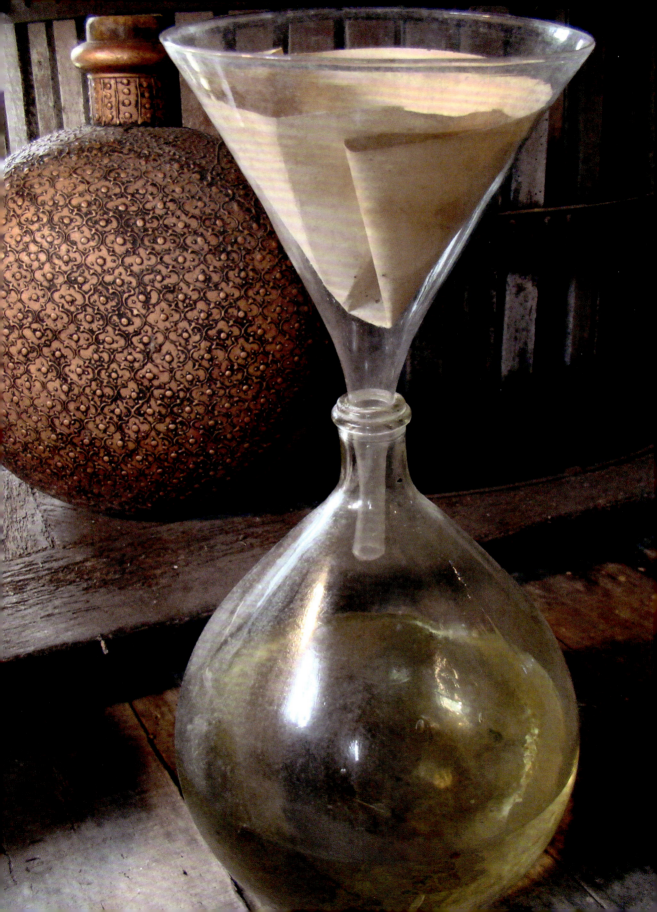

Família dos Chipres

A família dos chipres é a mais numerosa na perfumaria contemporânea – porque, sem dúvida, ela é muito aberta: pode dar perfumes sensuais ou refinados, masculinos e femininos (ver abaixo a receita base dos chipres). Forneceremos a seguir alguns exemplos de receitas que podem ser feitas a partir de uma base chipre. Você também pode avançar em outras direções, acrescentando um ou vários ingredientes, de acordo com sua criatividade. Toda vez, será preciso incorporar os elementos novos gradualmente: gota a gota.

Base Chipre

100 mL de álcool
4,5 mL de óleo essencial de toranja
3 mL de óleo essencial de bergamota
4,5 mL de essência absoluta de rosa
9 mL de essência absoluta de musgo de carvalho
6 mL de tintura de âmbar
1,5 mL de óleo essencial de cedro

Misture e deixe repousar durante um mês, em lugar fresco e ao abrigo da luz. Leve a mistura para congelar, deixando o frasco por uma noite no congelador, retire e, assim que diluir, passe a mistura por um filtro de papel fino (especial para perfumaria). Seu perfume estará pronto, mas é preferível deixá-lo maturar por alguns meses antes de usá-lo.

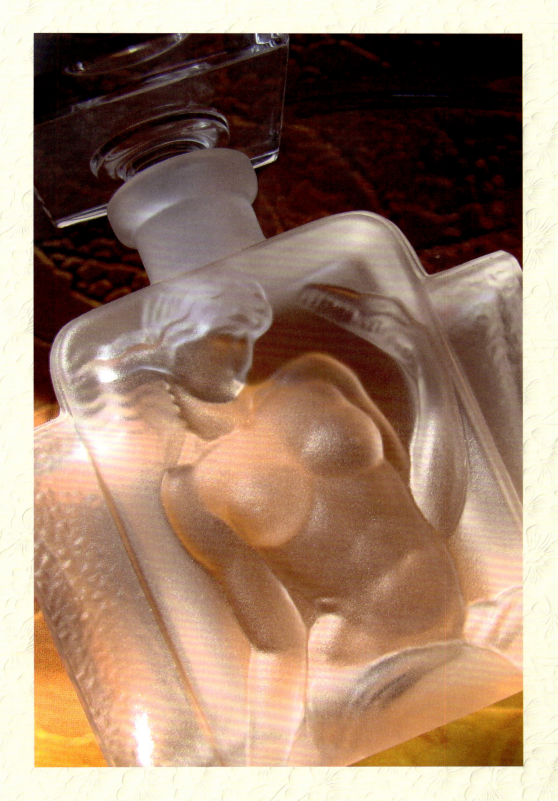

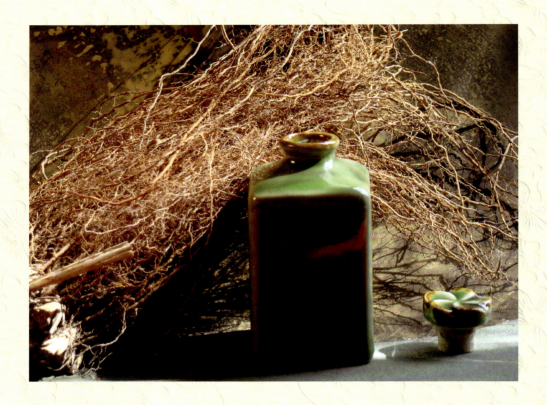

PATCHULI CHIPRE

O patchuli esteve no topo da moda durante o século XIX, assim como nos anos hippies (década de 1960). Trata-se de um belo clássico da perfumaria oriental. Propomos aqui uma versão bastante leve, sempre a partir da base chipre.

Base chipre (ver p. 66)
3 mL de óleo essencial de patchuli Java

Misture e deixe repousar durante um mês. Leve para congelar, deixando o frasco por uma noite no congelador, retire e, assim que diluir, passe a mistura por um filtro de papel fino (especial para perfumaria). Seu perfume estará pronto, mas é preferível deixá-lo maturar por alguns meses antes de usá-lo.

VETIVER CHIPRE

O vetiver é um clássico da perfumaria masculina, porém muitas mulheres o adotaram, e não lhe faltam adeptas fanáticas. Existem até clubes de amantes de vetiver. Propomos aqui uma versão chipre clássica, feita com a base chipre, cuja receita foi dada anteriormente e que você já pode ter feito ou terá de retomá-la no momento de fazer sua mistura.

Base chipre (ver p. 66)
7 mL de óleo essencial de vetiver Bourbon

As essências de vetiver variam muito e, às vezes, são bem amargas: faça uma eventual correção de proporção no momento de seu primeiro ensaio. Se pretender passar férias nas ilhas Reunião, se mora ou tem amigos por lá, adquira o óleo essencial lá mesmo: é o melhor do mundo.
Misture e deixe repousar durante um mês. Leve para congelar, deixando o frasco por uma noite no congelador, retire e, assim que diluir, passe a mistura por um filtro de papel fino (especial para perfumaria). Seu perfume estará pronto, mas é preferível deixá-lo maturar por alguns meses antes de usá-lo. Se o achar muito forte, dilua-o em meio volume (50%) de álcool.

CASSIS CHIPRE

Nos anos 1990, o perfume Mûre-Musc, do Artisan Parfumeur, alcançou grande sucesso. Propomos aqui um chipre de cassis, absolutamente suave, para quem gosta de ficar com água na boca.

Base chipre (ver p. 66)
4 mL de composição de cassis:
10 mL de óleo essencial de broto de cassis
5 mL de óleo essencial de massoia
20 mL de essência absoluta de jasmim-do-imperador
0,5 mL de essência absoluta de rosa
1 mL de essência absoluta de baunilha
8 mL de essência absoluta de fava-tonca

O volume de 4 mL é puramente indicativo. Você poderá modular essa proporção de acordo com seu gosto. Misture e deixe repousar por um mês. Leve para congelar, deixando o frasco por uma noite no congelador, retire e, assim que diluir, passe a mistura por um filtro de papel fino (especial para perfumaria). Seu perfume estará pronto, mas é preferível deixá-lo maturar por alguns meses antes de usá-lo.

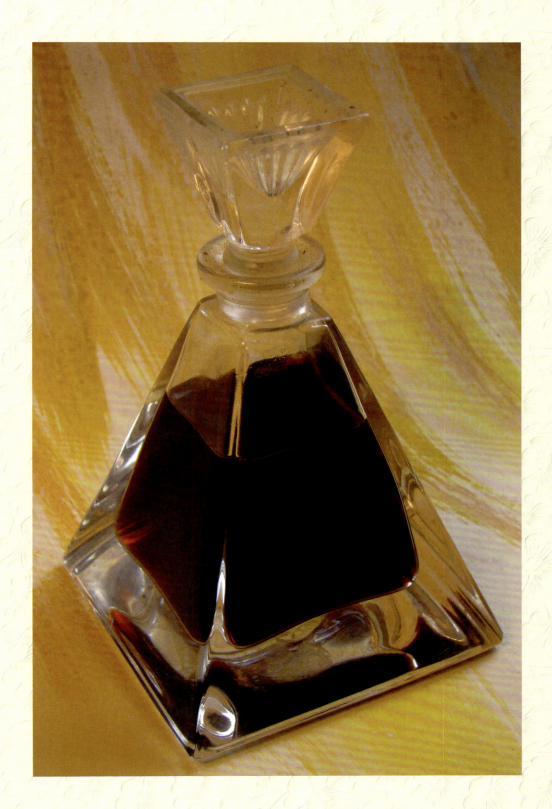

PERFUME ORIENTAL

Entre as grandes famílias de perfumes, o oriental é um gênero particular: ele concentra as influências milenares do Oriente. A arte da perfumaria é, antes de tudo, uma arte oriental, e, quando ela aporta na França, chega a Grasse, onde as influências mediterrâneas são primordiais. Repetimos incessantemente os mesmos acordes com essências admiráveis, tão ou quase tão antigas quanto o mundo. George Sand relança a moda do orientalismo na Europa nos anos 1830. Propomos aqui uma versão suavizada de seu perfume. François Coty, no início do século XX, redescobre os aromas orientais, assim como Yves Saint Laurent nos anos 1970. O oriental é o perfume dos perfumes, o da beleza luxuriante, da sensualidade. Seu único defeito – se forem usadas matérias-primas naturais – é seu preço. Mas consideramos um ponto de honra sugerir a você um oriental 100% natural, um perfume de luxo.

120 mL de álcool
6 mL de óleo essencial de bergamota
6 mL de óleo essencial de limão-siciliano
1 mL de óleo essencial de ylang-ylang
5 mL de essência absoluta de rosa
6 mL de óleo essencial de patchuli
5 mL de tintura de âmbar
5 mL de óleo essencial de sândalo
1 mL de óleo essencial de cedro
1 mL de óleo essencial de incenso
1 mL de óleo essencial de mirra
1 vagem de baunilha (opcional)

Misture. Se quiser um perfume mais doce, acrescente uma vagem inteira de baunilha, que você deverá deixar macerando. Deixe repousar por um mês. Leve para congelar, deixando o frasco por uma noite no congelador, retire e, assim que diluir, passe a mistura por um filtro de papel fino (especial para perfumaria). Seu perfume estará pronto, mas é preferível deixá-lo maturar por alguns meses antes de usá-lo.

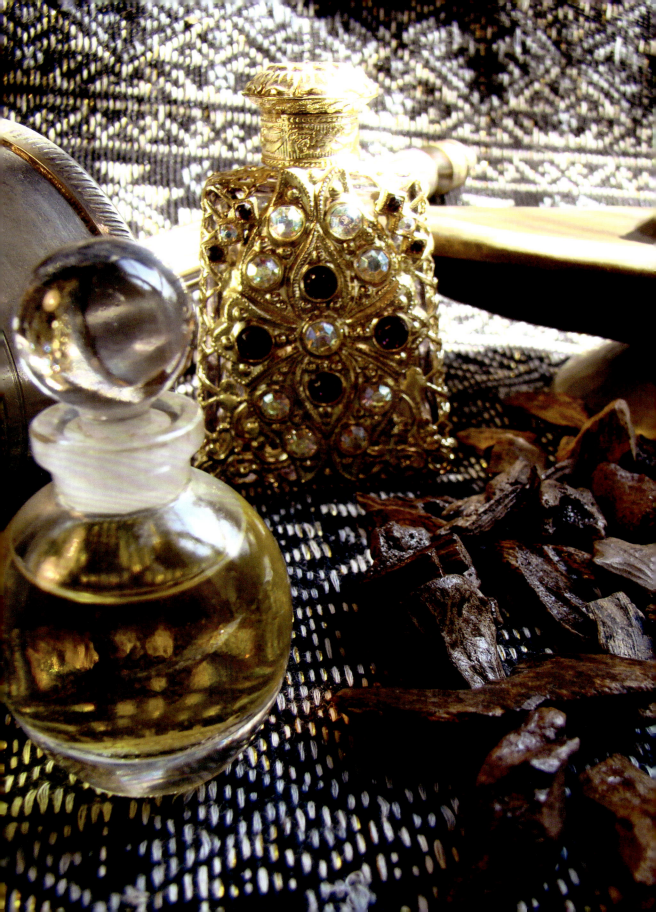

ÁGUA DE GEORGE SAND

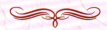

George Sand era grande amante de perfumes. Ela confeccionava seus sabonetes no castelo de Nohant, adorava cozinhar com especiarias e cultivava um jardim de plantas aromáticas. Chopin ficava a sonhar sob a tília, sua árvore preferida, enquanto George Sand era apaixonada pelo jasmim e pelas rosas. Mas também tinha uma queda pelo patchuli. Por isso mandou confeccionar para si um poderoso perfume oriental, que reproduzi recentemente com a cumplicidade do biógrafo da escritora, Georges Lubin.

No final de sua vida, a "boa senhora de Nohant" tornou-se mais serena e passou a dar preferência a águas mais leves, nas quais a bergamota domina. É essa versão suavizada que lhe propomos aqui.

240 mL de álcool 12 mL de óleo essencial de bergamota 12 mL de óleo essencial de limão-siciliano 1 mL de óleo essencial de ylang-ylang 5 mL de essência absoluta de rosa 5 mL de tintura de âmbar 6 mL de óleo essencial de patchuli 5 mL de óleo essencial de sândalo 1 mL de óleo essencial de cedro 1 mL de óleo essencial de incenso 1 mL de óleo essencial de mirra	Partindo da mesma fórmula do oriental clássico, foram duplicadas as proporções de bergamota e de limão-siciliano e diluídas em um volume suplementar de álcool. Misture e deixe repousar durante um mês. Leve para congelar, deixando o frasco por uma noite no congelador, retire e, assim que diluir, passe a mistura por um filtro de papel fino (especial para perfumaria). Seu perfume estará pronto, mas é preferível deixá-lo maturar por alguns meses antes de usá-lo.

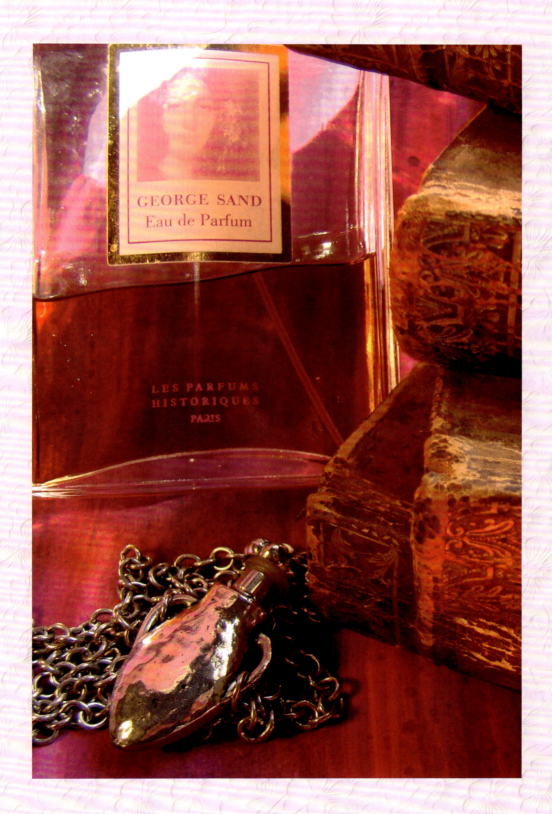

KYPHI DO ANTIGO EGITO

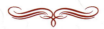

Na época dos faraós, o perfume já tinha funções bastante específicas na vida das populações do Oriente da bacia mediterrânea. A mais célebre e misteriosa das composições aromáticas egípcias é o kyphi. Ele servia para vários usos: em incensamentos ou misturado a bebidas, como o vinho. Seu uso era ao mesmo tempo sagrado, secular e terapêutico.

Conhecemos cinco receitas desse antigo perfume: duas versões egípcias, uma delas, inscrita em hieróglifos em Edfu (147-105 a.C.), foi parcialmente retranscrita nas paredes do templo de Ísis, em Philae, durante o domínio romano e em três textos gregos (de Dioscórides, de Plutarco e de Galeno).

O kyphi é composto de uma quinzena de ingredientes, dez dos quais aparecem comumente nas diferentes fórmulas: junça, bagos de zimbro, uvas-passas, resina de terebinto purificada, cálamo-aromático, flores de giesta, junça-de-cheiro, mirra, vinho e mel. Os escritos gregos revelam outros aromas que devem ser acrescentados a essa composição, tais como canela, cardamomo, açafrão e cinamomo. No que se refere aos egípcios, eles adicionavam especialmente hortelã e hena. A fragrância desse estranho casamento de aromas exala o odor e o gosto dos resinosos, com uma nota final de especiaria.

Propomos aqui uma versão simplificada, sob a veste de perfume moderno. Mesmo assim, os principais ingredientes aromáticos estão presentes, e essa preparação é constituída unicamente de produtos naturais, que existem desde os tempos dos faraós.

---

100 mL de álcool
1,5 mL de óleo essencial de zimbro
9 mL de essência absoluta de giesta
4,5 mL de essência absoluta de rosa
1,5 mL de óleo essencial de mirra
1,5 mL de óleo essencial de canela
1,5 mL de óleo essencial de cardamomo
1,5 mL de resinoide de benjoim
3 mL de óleo essencial de cedro

Junte os óleos essenciais em álcool. Misture e deixe repousar durante um mês. Leve para congelar, deixando o frasco por uma noite no congelador, retire e, assim que diluir, passe a mistura por um filtro de papel fino (especial para perfumaria). Seu perfume estará pronto, mas é preferível deixá-lo maturar por alguns meses antes de usá-lo.

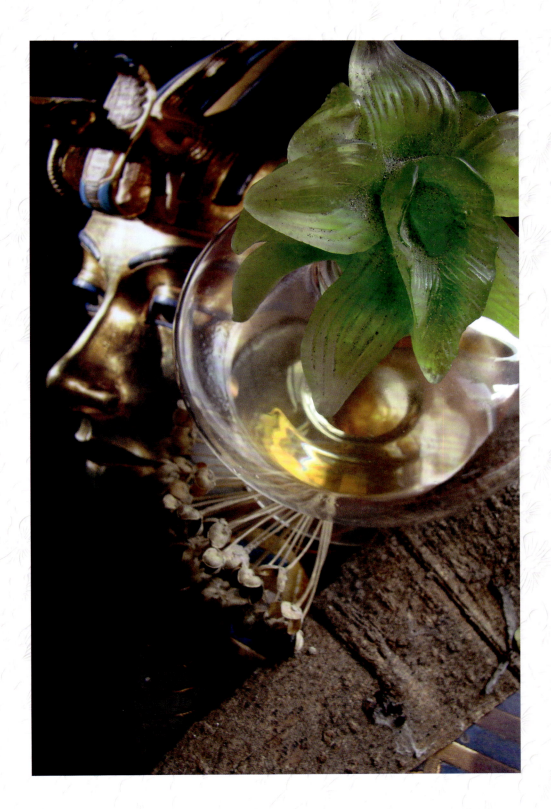

PERFUME PARA O LENÇO

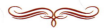

Essa receita do fim do século XIX ilustra uma arte de viver e uma maneira particular de se perfumar. O perfume fica oculto sob as dobras das roupas, das saias e dos mantos… No fundo de uma bolsa, o lenço é o sinal olfativo da personalidade de sua proprietária: ele será dado a seu amante ou alguém o deixará cair negligentemente para que o apaixonado nele se inspire – literalmente! – e o devolva, ou o leve ao nariz para se recordar de que sua amada é bela e desejável. As luvas também serão perfumadas para o beija-mão. Essa receita nostálgica talvez desperte em você a vontade de reaver esses modos refinados, ou talvez você passe a ser fiel ao lenço de papel descartável, aromatizado com hortelã ou limão sintético!

Salpique algumas gotas desse perfume em seu lenço e em suas luvas, mas você também poderá usá-lo para perfumar o corpo. Ele é, simultaneamente, fresco e sensual. A rosa, o âmbar e a civette asseguram sua perenidade, enquanto a lavanda e o vetiver lhe conferem certa leveza. Escolha lenços de renda para que o efeito seja máximo.

100 mL de álcool	Misture e deixe repousar durante um mês. Leve para congelar, deixando o frasco por uma noite no congelador, retire e, assim que diluir, passe a mistura por um filtro de papel fino (especial para perfumaria). Seu perfume estará pronto, mas é preferível deixá-lo maturar por alguns meses antes de usá-lo.
6 mL de essência absoluta de rosa	
3 mL de óleo essencial de lavanda	
3 mL de óleo essencial de néroli	
2 mL de tintura de baunilha	
2 mL de óleo essencial de vetiver	
0,5 mL de óleo essencial de brotos de cassis	
2 mL de tintura de âmbar	
0,2 mL de tintura de civette	

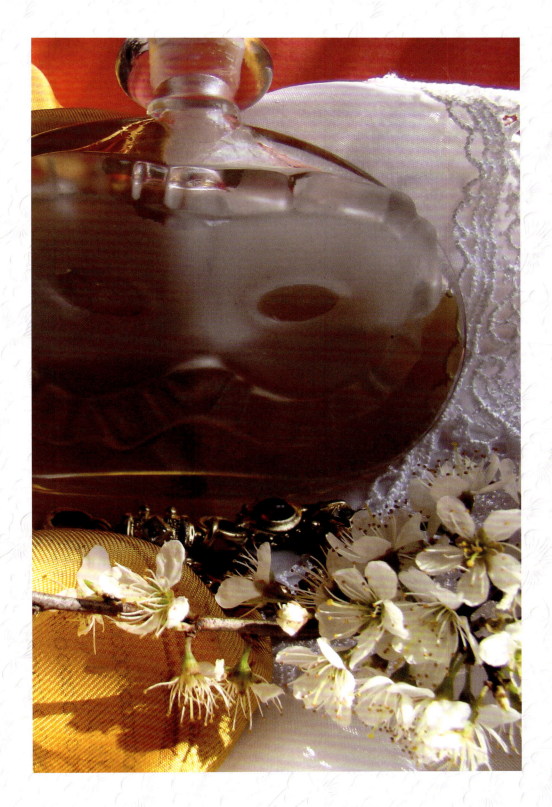

BUQUÊ DO PALÁCIO DE BUCKINGHAM

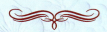

Essa receita da era vitoriana não permite atestar que se trata exatamente do perfume usado pela rainha. Mas, sem dúvida, no fervor ligado à personalidade dessa grande senhora, perfumistas tentaram criar fragrâncias para seduzi-la e provocar a adesão da corte. A época era de frescor e virgindade na arte: uma regra à qual o perfumista devia obedecer. Por isso é que se trata de uma composição chamada "buquê" (ramalhete), porque ela reúne várias flores – jasmim, flor de laranjeira, rosa, íris, lavanda – tenuemente sustentadas por um pouco de âmbar-gris.

Não é um perfume econômico, mas afinal estamos em Buckingham, sob o luxo dourado e em meio às múltiplas obras-primas da arte italiana que desde sempre os reis da Inglaterra têm colecionado.

100 mL de álcool 7 mL de néroli 0,5 mL de óleo essencial de broto de cassis 6 mL de essência absoluta de jasmim 8 mL de essência absoluta de rosa 5 mL de manteiga de íris a 50% 3 mL de tintura de âmbar	Misture e deixe repousar durante um mês. Leve para congelar, deixando o frasco por uma noite no congelador, retire e, assim que diluir, passe a mistura por um filtro de papel fino (especial para perfumaria). Seu perfume estará pronto, mas é preferível deixá-lo maturar por alguns meses antes de usá-lo.

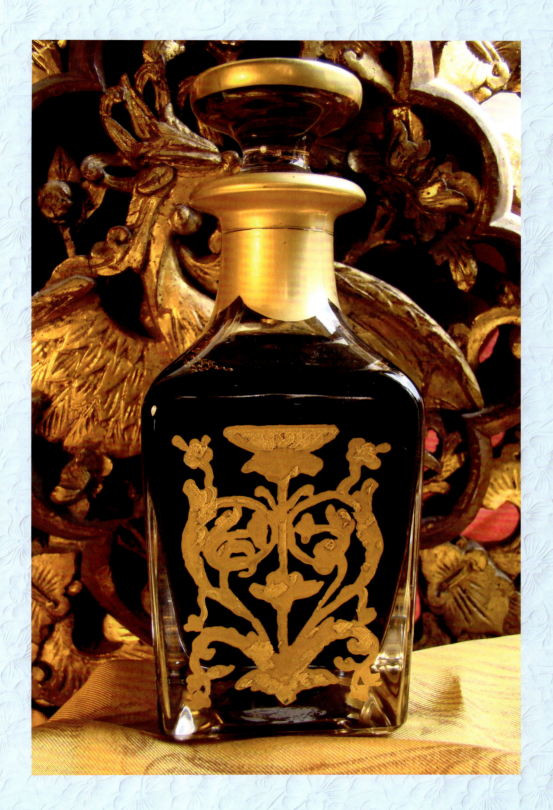

BUQUÊ DA IMPERATRIZ EUGÉNIE

Outro buquê, dessa vez imperial… Sabemos que Napoleão III e sua mulher, Eugénie, apreciavam as boas e belas coisas, especialmente os perfumes. Os Guerlain estiveram entre seus perfumistas habituais.

A receita que propomos aqui é um buquê de flores do tipo daqueles que eram amados pelas mulheres da época, que deixavam os perfumes mais potentes para as cortesãs, não só para não inflamar seus maridos, mas sobretudo para não transgredir aquilo que era considerado "de bom tom". Especialmente, nada de excessos nem de notas sensuais, com a flor e a doçura sendo obrigatórias. Nos corredores do Louvre, às vezes flutua, na imaginação, o aroma do buquê da imperatriz.

100 mL de álcool
2 mL de óleo essencial de ylang-ylang extra
3 mL de óleo essencial de néroli
2 mL de óleo essencial de sândalo
14 mL de essência absoluta de rosa
2 mL de essência absoluta de fava-tonca
1,5 mL de essência absoluta de ládano

Misture e deixe repousar durante um mês. Leve para congelar, deixando o frasco por uma noite no congelador, retire e, assim que diluir, passe a mistura por um filtro de papel fino (especial para perfumaria). Seu perfume estará pronto, mas é preferível deixá-lo maturar por alguns meses antes de usá-lo.

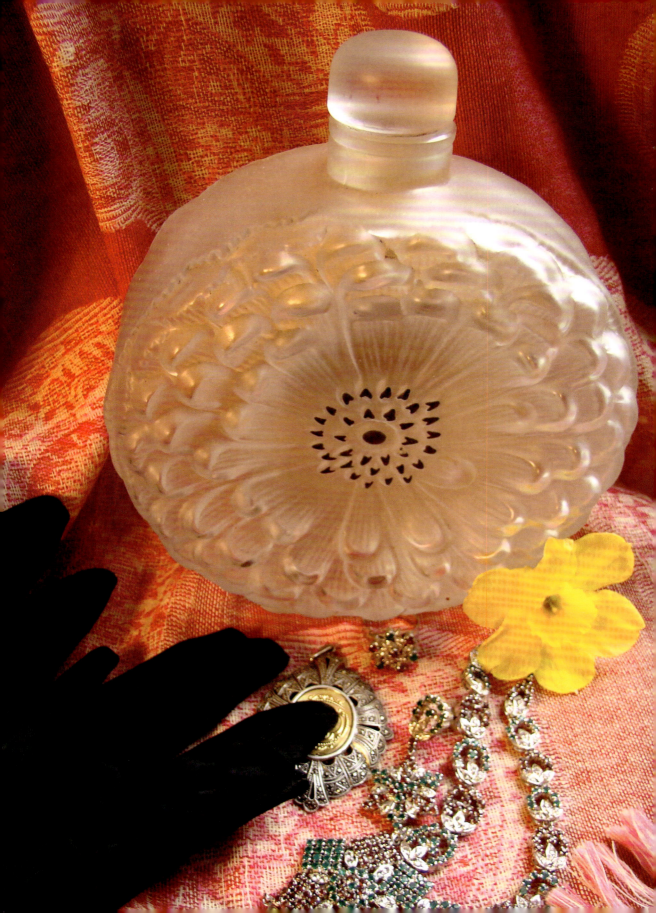

BUQUÊ DO JÓQUEI-CLUBE

Outro compromisso incontornável da alta sociedade, do Império à Belle Époque, eram as corridas de cavalos. O jóquei-clube é o lugar de encontro dos *happy few*, é onde as pessoas se exibem e, por conseguinte, se relacionam. Todas as artes da sedução são aí empregadas, muito mais que na ópera, outro lugar de fetiche. Na pista do hipódromo, as senhoras ostentam trajes sociais leves e escolhem perfumes evanescentes ou buquês da moda.

Angélica, íris, jasmim e rosa: esse é a quadrifeta vencedora do jóquei-clube no princípio do século XX. Obviamente, as elegantes dissimulam, mas a mentira está no ar. A jovem toda em flor, mas apenas na aparência.

100 mL de álcool
6 mL de essência absoluta de rosa
7 mL de essência absoluta de angélica
4 mL de essência absoluta de jasmim
2 mL de essência absoluta de ládano
1 mL da composição de cassis (ver p. 70)
Traços de manteiga de íris

Misture e deixe repousar por um mês. Leve para congelar, deixando o frasco por uma noite no congelador retire e, assim que diluir, passe a mistura por um filtro de papel fino (especial para perfumaria). Seu perfume está pronto mas é preferível deixá-lo maturar por alguns meses antes de usá-lo.

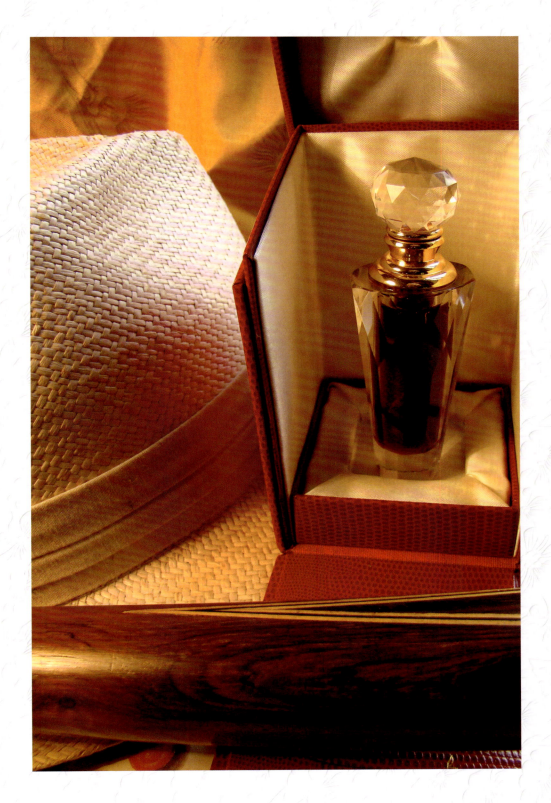

ÁGUA-DE-COLÔNIA CLÁSSICA

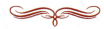

Em 1693, o perfumista italiano Giovanni Paolo Feminis se instala em Colônia, na Alemanha, onde passa a vender com sucesso a água da rainha da Hungria (ver p. 90) e uma Eau Admirable, de sua lavra. Mas é seu sobrinho, Gian Maria Farina, quem desenvolve essa Eau Admirable, dela fazendo uma campeã de vendas a partir de meados do século XVIII. Sua clientela francesa, a mais numerosa, irá rebatizá-la de água-de-colônia, visto que ela vem de Colônia. Estamos na época das guerras europeias, em que tropas de todos os lados cruzam e voltam a cruzar a cidade: esse vaivém irá acelerar o sucesso e a reputação desse perfume. Em Paris, outro Jean-Marie Farina retoma a tocha na época napoleônica e vende sua água-de-colônia ao imperador. Napoleão não pode mais viver sem ela: faz fricções diárias com água-de-colônia e chega até a bebê-la. Por isso é necessário fornecer à corte vários litros por dia! A água-de-colônia é envelhecida em tonéis de carvalho, e esses tonéis seguem o imperador até mesmo quando ele parte em campanha. Por fim, em 1862, Farina vende sua empresa à companhia Roger et Gallet, que até hoje produz a água de Farina.

Para os homens, a água-de-colônia é muitas vezes rebatizada de "loção pós-barba" (eau d'après-rasage, after-shave) ou, a partir de então, *eau de toilette*. Será necessário esperar até o final dos anos 1970 para perceber uma extraordinária revolução no grande público consumidor, porque os dândis não tinham aguardado permissão para se perfumar. Se, por um lado, Marilyn Monroe pode divulgar sua sensualidade anunciando que se vestia para dormir com uma gota de Chanel Nº 5, por outro, não é fácil imaginar John Wayne, seu contemporâneo, fazendo revelação semelhante!

A água-de-colônia é um perfume leve, que será útil para as atividades da vida cotidiana: depois de praticar esporte, para as crianças, para amigos de passagem cujo gosto não se conhece muito bem, para quem não quer chamar a atenção… Em suma, é preciso ter sempre água-de-colônia à mão. Todas elas são perfumes leves e voláteis. Existem mil fórmulas, e proporemos uma a seguir, uma entre as mais clássicas.

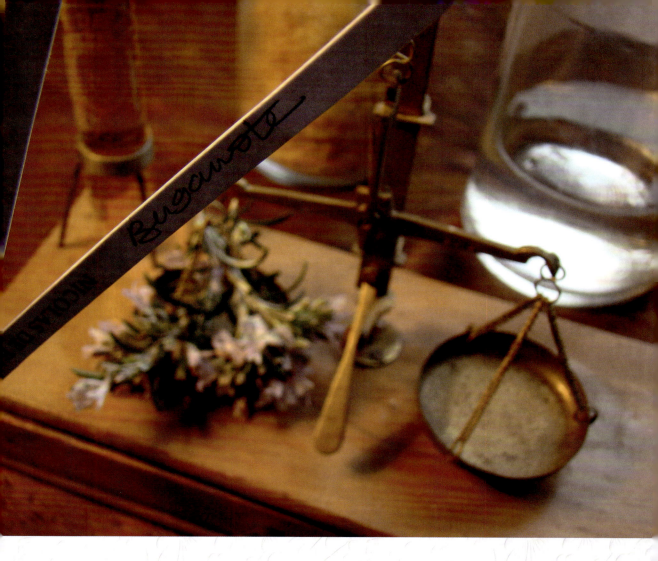

100 mL de álcool
4,5 mL de néroli
3 mL de óleo essencial de alecrim
7 mL de óleo essencial de laranja
7 mL de óleo essencial de limão
4 mL de óleo essencial de bergamota

Misture e deixe repousar por um mês. Leve para congelar, deixando o frasco por uma noite no congelador, retire e, assim que diluir, passe a mistura por um filtro de papel fino (especial para perfumaria). Seu perfume estará pronto, mas é preferível deixá-lo maturar por alguns meses antes de usá-lo.

ÁGUA-DE-COLÔNIA: A LAVANDA INGLESA

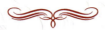

Os ingleses se especializaram nas águas-de-colônia de lavanda (alfazema) desde o século XVIII. Posteriormente, essa tradição invadiu a Europa, de tal modo que, no século XIX e até mesmo no século XX, um gentleman, um homem atento a sua imagem de indivíduo sério e educado, em todo caso ocultando a própria sensualidade, deveria se aspergir com lavanda, de preferência, inglesa. Nos anos 1970-1980, com a ascensão mercadológica dos perfumes masculinos, a lavanda perdeu sua influência, assim como a rosa entre o público feminino. Mas a lavanda não está nem um pouco morta, e pode retornar amanhã com toda a força.

É muito fácil trabalhar uma lavanda: ela deve, sobretudo e efetivamente, cheirar... a lavanda! Essa fragrância é, por sinal, muito característica e potente, não admitindo concorrência. Mesmo assim, é sempre possível lhe conferir um pouco de profundidade e distinção. A seguir, nossa sugestão.

100 mL de álcool
12 mL de óleo essencial de lavanda
(em geral, de lavandin, que é mais barato)
2 mL de óleo essencial de sálvia-esclareia
1 mL de óleo essencial de bergamota
1 mL de essência absoluta de musgo de carvalho
1 mL de óleo essencial de néroli

Como de costume, verifique as proporções, levando em consideração, sobretudo, a essência de lavanda que você comprará. Misture e deixe repousar por um mês. Leve para congelar, deixando o frasco por uma noite no congelador, retire e, assim que diluir, passe a mistura por um filtro de papel fino (especial para perfumaria). Seu perfume estará pronto, mas é preferível deixá-lo maturar por alguns meses antes de usá-lo.

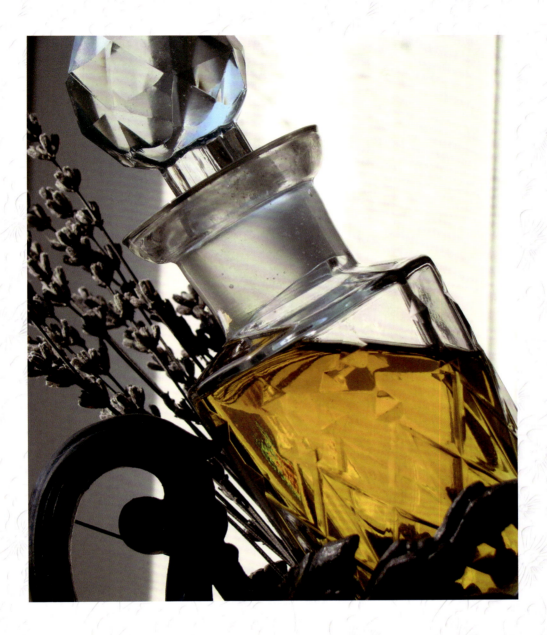

Se desejar uma variante mais caseira, você poderá colher a lavanda (alfazema) de seu jardim, deixá-la secar durante alguns dias, depois proceder a uma maceração alcoólica, amassando bem as flores em um recipiente e recobrindo-as com álcool. Em seguida, acrescente os outros ingredientes. Assim, terá uma história para contar: que essa colônia foi preparada com a lavanda de seu jardim...

ÁGUA DA RAINHA DA HUNGRIA

Trata-se de uma antiga receita, que fez grande sucesso no século XVII. A rainha Isabel da Hungria, aos 72 anos, registrava nos seguintes termos sua descoberta em Les Heures de la Sérénissime Isabelle, no dia 12 de outubro de 1652: "Eu, dona Isabel, rainha da Hungria, muito enferma e sofrendo de gota, tendo usado um ano inteiro a receita a seguir, que me foi dada por um eremita que eu nunca vira e jamais voltei a ver, a qual causou tão bom efeito em minha condição que, ao mesmo tempo, fui curada e recuperei minhas forças; de modo que, parecendo bela a todos, o rei da Polônia quis me desposar: apelo que recusei por amor a meu Senhor Jesus Cristo e ao Anjo por intermédio do qual acredito que essa receita me foi dada".

Tal receita miraculosa é dada pela rainha de modo bem simples: é a destilação em banho-maria, em 1 litro de aguardente destilada quatro vezes, de uma maceração de 22 onças (cerca de 700 gramas) de flores e brotos de alecrim. Essa mistura deveria ser deixada em repouso durante 52 horas antes da destilação. A rainha pretende que essa água, tomada na forma de caldo uma vez por semana e usada para a fricção do rosto todas as manhãs, assim como nas partes doloridas do corpo, tinha como efeito, além do bem-estar aromático, curar males numerosos. Escreve ela: "Esse remédio renova as forças e revigora o espírito, limpa todas as manchas da pele, fortalece os ânimos vitais em seu natural, restitui a visão, conserva-a e prolonga a vida: é excelente para o estômago e para o peito". Retomada por Simon Barbe, em seu *Parfumeur royal*, de 1699, a receita pode ser simplificada em uma maceração comum. A moda do alecrim, que sucedeu a longa crença nas virtudes quase universais da sálvia-esclareia, não esmoreceria, visto que, na célebre água-de-colônia utilizada por Napoleão, essa erva ainda está no centro da composição. E o imperador, assim como a rainha da Hungria, aspergia o corpo com ela e a bebia. A excelência da flor de alecrim faz dessa receita uma boa escolha de preparação primaveril. É preciso consumi-la rapidamente. O alecrim, a depender das regiões, floresce a partir de fevereiro. É preciso cultivá-lo no próprio jardim ou sair em passeio pelos bosques quando cresce na natureza.

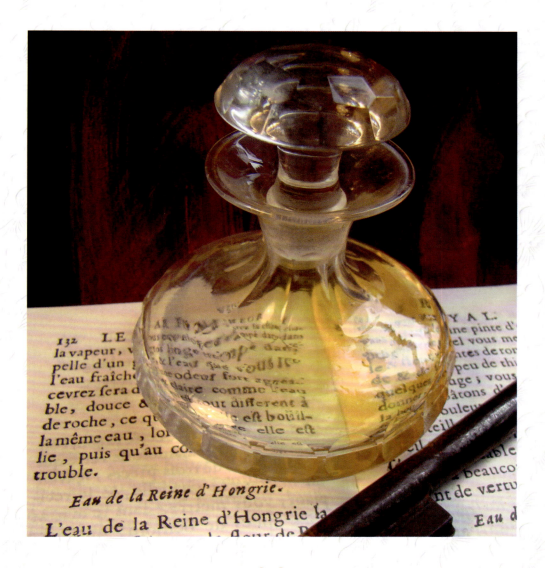

---

1 L de flores de alecrim bem amassadas e frescas
1 L de álcool a 45°
1 pau de canela

Junte as flores amassadas e o pau de canela em um pote de vidro ou em uma garrafa, que você encherá de álcool. Arrolhe cuidadosamente e deixe ao ar livre durante um mês ou mais, se possível enterrando levemente o recipiente na areia. Filtre e utilize sem conservar por muito tempo.

PERFUMES AFRODISÍACOS

O perfume é, por definição, um afrodisíaco: o olfato não é o sentido mais conscientemente, e muito mais inconscientemente, implicado no ato sexual? A excitação e as fantasias despertadas pelos perfumes são conhecidas e exploradas desde a Antiguidade: Mirra, a desafortunada amante de Júpiter, não foi transformada em uma árvore perfumada (mirra)? E o próprio filho de Júpiter, Adônis, não deu à luz, graças ao amor culpável de Vênus, a rosa? Para além do mito, os unguentos e filtros são o quinhão de todas as sociedades tradicionais, especialmente as do Oriente.

Mas por que não foi revelado o filtro perfeito? Aquele que faria sucumbir os homens e as mulheres indiferentes ao amor? Eu me recordo de ter criado um perfume afrodisíaco para uma cliente brasileira. O uso deveria ser imediato. Contudo, um ponto não estava claro: esse perfume deveria seduzir o sedutor ou a pessoa seduzida? Na realidade, foi preciso que a jovem "fungasse" (a essa altura, esse termo convém melhor do que o pudico "cheirar") dezenas de essências para que eu pudesse entender o que ela compreendia por "afrodisíaco".

"A cada pessoa um filtro" poderia ser a moral da história. Mas alguns ingredientes são recorrentes nos tratados e nas confidências. Vamos lhe propor três receitas, coquetéis estranhos que jamais deverão ser utilizados em uma ocasião social: só ao cair da noite, na alcova, na penumbra de um vagão-leito, na virada de uma ruela medieval... Que o gesto confirme o odor, e talvez então você nos agradeça pela informação tão confidencial.

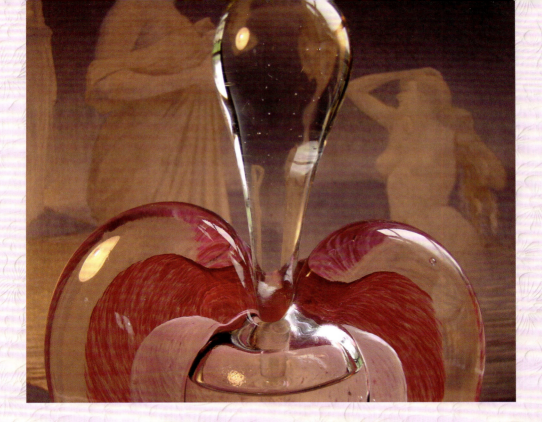

GENGIBRE E PATCHULI

O gengibre, como ingrediente gastronômico e também como óleo essencial, seria, de acordo com numerosas fontes, um profundo excitante. Ele é tônico. O patchuli é uma maceração de folhas, conhecida por suas propriedades quase alucinógenas. Ele dá a dimensão lasciva à harmonia. O incenso se faz presente por causa do orientalismo e da proibição religiosa… A madeira de Shiu, originária da China, será o elo entre os elementos yin e yang, frios e quentes, como o amor de Mirra e Júpiter.

100 mL de álcool
9 mL de óleo essencial de gengibre
1,5 mL de óleo essencial de incenso
1,5 mL de óleo essencial de patchuli
7,5 mL de óleo essencial de madeira de Shiu (China)
1,5 mL de óleo essencial de mirra

Misture e deixe repousar por um mês. Leve para congelar, deixando o frasco por uma noite no congelador, retire e, assim que diluir, passe a mistura por um filtro de papel fino (especial para perfumaria). Seu perfume estará pronto, mas é preferível deixá-lo maturar por alguns meses antes de usá-lo.

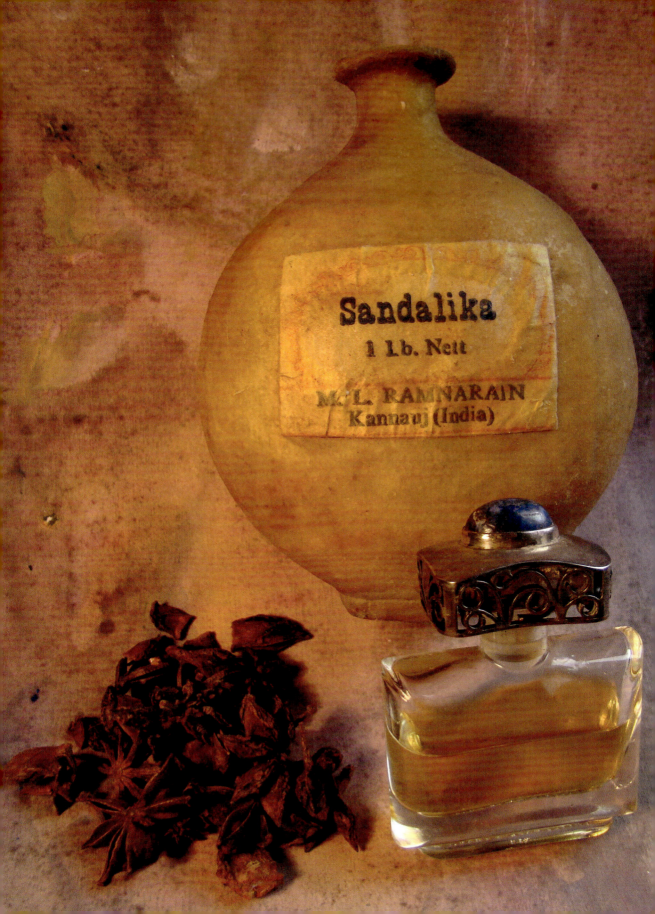

PERFUME DAS AREIAS

Inspirado em uma antiga receita oriental, esse perfume é uma espécie de coquetel de todas as substâncias tradicionalmente tidas como afrodisíacas. A mistura é explosiva e não deve cair em quaisquer mãos... Se não surtir efeito, será, sem dúvida, porque o erotismo mudou com o tempo. De todo modo, excluímos as matérias-primas de origem animal (almíscar), porque são difíceis de dosar e, sobretudo no caso do almíscar, de venda proibida.

100 mL de álcool
4 mL de óleo essencial de anis-estrelado
2 mL de óleo essencial de cravo-da-índia
2 mL de óleo essencial de segurelha
6 mL de óleo essencial de patchuli
4 mL de óleo essencial de ylang-ylang
6 mL de óleo essencial de sândalo

Misture e deixe repousar por um mês. Leve para congelar, deixando o frasco por uma noite no congelador, retire e, assim que diluir, passe a mistura por um filtro de papel fino (especial para perfumaria). Seu perfume estará pronto, mas é preferível deixá-lo maturar por alguns meses antes de usá-lo.

OUD DOS ÁRABES

Perfume mítico? Perfeição dos sentidos jamais alcançada? Esse perfume existe em complexidades variáveis. Ofereço-lhe, então, o verdadeiro oud, uma das essências mais raras e caras do mundo (cerca de 20 mil euros, ou seja, 45 mil reais, o quilo). Escolha uma base de sua preferência, por exemplo, o nosso oriental ou um perfume comercial que chame sua atenção. Acrescente, gota a gota, o oud de primeira qualidade, experimentando a cada passo. Você sentirá o potente eflúvio suplantar a harmonia do perfume inicial, e ainda o sentirá em todo o ambiente uma hora depois de ter fechado o frasco.

Base oriental
Uma quantidade pequena, ou um pouco maior, a depender de sua conveniência, de óleo essencial de oud

Misture e deixe repousar por um mês. Leve para congelar, deixando o frasco por uma noite no congelador, depois filtre com um filtro de papel fino (especial para perfumaria). Seu perfume estará pronto, mas é preferível deixá-lo maturar por alguns meses antes de usá-lo.

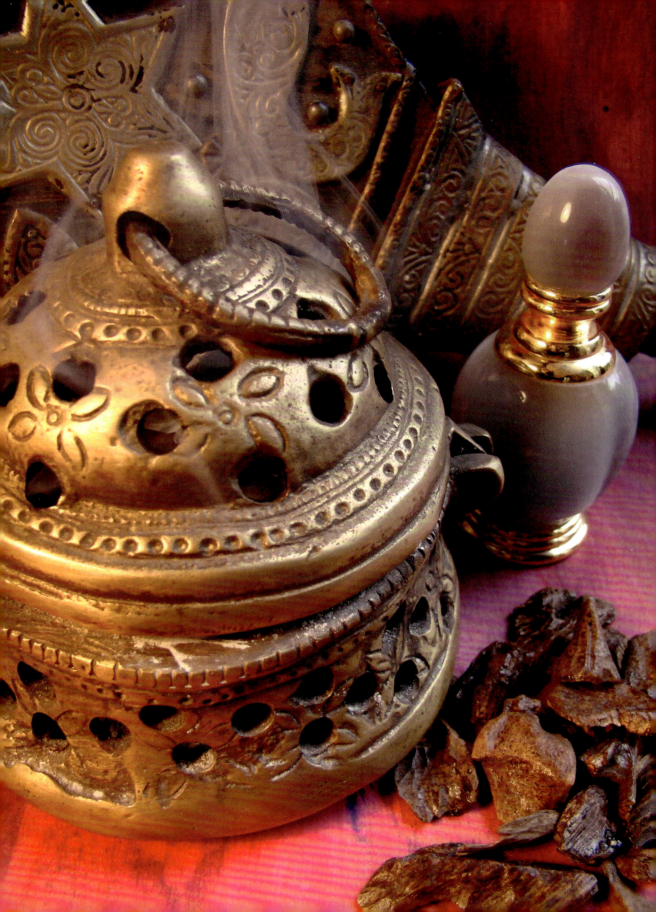

FLORAIS SIMPLES

São chamados de florais simples os perfumes florais que reproduzem um ideal identificável: o ideal de suas flores preferidas. O essencial, nas preparações que vêm a seguir, é a qualidade da matéria-prima. A nota floral principal domina, é esplêndida em si mesma (questão de gosto: você pode não gostar dela, é claro!), e uma ou várias notas a acompanham discretamente. Essa arte está para a perfumaria complexa assim como um concerto de lied está para um espetáculo operístico.

Não seja muito exigente em termos de sofisticação da harmonia: concentre-se na beleza da matéria-prima. E, visto que ela varia de um fornecedor para outro, de um ano para outro, as proporções dadas aqui podem se mostrar inadequadas. Então, para atingir o equilíbrio, corrija a nota de acompanhamento, quer aumentando sua proporção, quer aumentando a da nota principal (ver nossas indicações metodológicas das p. 61 e 63). Primeiro, faça uma experiência com uma pequena quantidade.

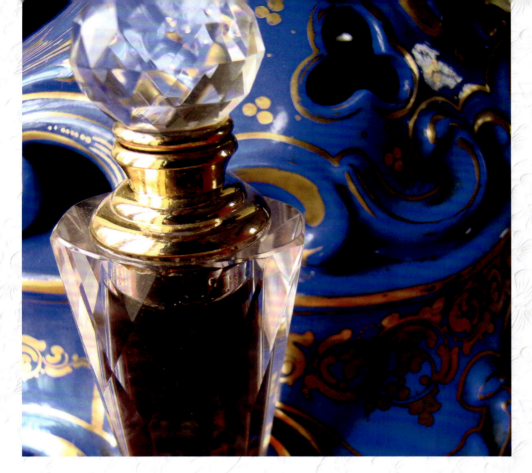

FLORAL SIMPLES DE ÍRIS

A raiz de íris dá a famosa nota de talco, tão buscada na perfumaria de classe. Antigamente, o talco de raiz seca de íris era utilizado em perucas e na maquilagem, e seu doce aroma lembra o cheiro de nossas avós. Trata-se de uma fragrância maravilhosa, que o sândalo valoriza.

100 mL de álcool
20 mL de manteiga de íris dissolvidos em álcool 50°
4 mL de óleo essencial de sândalo

Misture e deixe repousar por um mês. Leve para congelar, deixando o frasco por uma noite no congelador, retire e, assim que diluir, passe a mistura por um filtro de papel fino (especial para perfumaria). Seu perfume estará pronto, mas é preferível deixá-lo maturar por alguns meses antes de usá-lo.

FLORAL SIMPLES DE NÉROLI

O néroli embalsama a flor da laranjeira, da qual ele provém: o que pode haver de mais apetitoso? Os bons nérolis são raros: a Sicília não os produz mais, e a Espanha continua a ser a melhor origem. Temos também o néroli tunisiano e o néroli marroquino.

100 mL de álcool
12 mL de óleo essencial de néroli
3 mL de óleo essencial de bergamota
1,5 mL de óleo essencial de limão
1,5 mL de óleo essencial de tangerina
3 mL de óleo essencial de pau-rosa

Misture e deixe repousar por um mês. Leve para congelar, deixando o frasco por uma noite no congelador, retire e, assim que diluir, passe a mistura por um filtro de papel fino (especial para perfumaria). Seu perfume estará pronto, mas é preferível deixá-lo maturar por alguns meses antes de usá-lo.

FLORAL SIMPLES DE JASMIM

Um excelente jasmim de Grasse é, em si mesmo, um perfume maravilhoso… Mas é uma mercadoria rara e cara. Podemos nos contentar com uma excelente essência absoluta proveniente da Índia ou do Egito. O pau-rosa compensa um ligeiro amargor.

100 mL de álcool
12 mL de essência absoluta de jasmim
7,5 mL de óleo essencial de pau-rosa

Misture e deixe repousar por um mês. Leve para congelar, deixando o frasco por uma noite no congelador, retire e, assim que diluir, passe a mistura por um filtro de papel fino (especial para perfumaria). Seu perfume estará pronto, mas é preferível deixá-lo maturar por alguns meses antes de usá-lo.

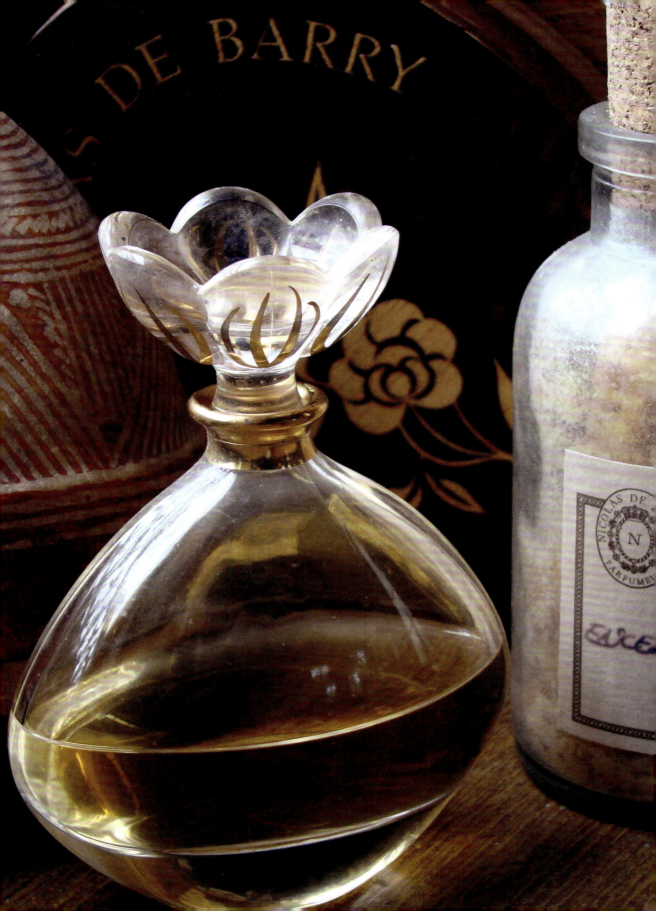

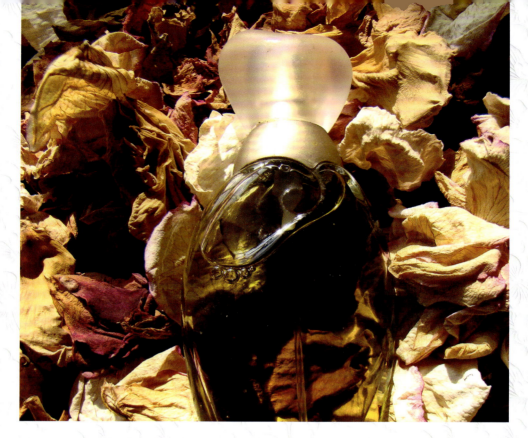

FLORAL SIMPLES DE ROSA

A rosa é um perfume que dispensa complemento quando a matéria-prima é de qualidade. Você pode optar entre o óleo essencial – mais adocicado, e até mesmo açucarado – e a essência absoluta – mais capitosa. Uma rosa de Grasse (rosa centifolia) será mais fresca, e a rosa da Bulgária, da Turquia e do Marrocos (rosa damascena), mais sensual.

100 mL de álcool
16 mL de essência absoluta de rosa
4 mL de tintura de âmbar

Misture e deixe repousar por um mês. Leve para congelar, deixando o frasco por uma noite no congelador, retire e, assim que diluir, passe a mistura por um filtro de papel fino (especial para perfumaria). Seu perfume estará pronto, mas é preferível deixá-lo maturar por alguns meses antes de usá-lo.

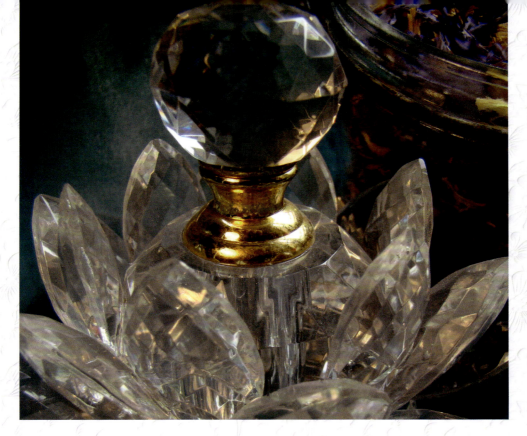

FLORAL SIMPLES DE LÓTUS-AZUL

A flor de lótus é o símbolo da pureza búdica. Portanto, seu odor é divino! Era, em sua variedade azul (o *water lilly*, de Claude Monet), adorada pelos egípcios. Raros e caros, os óleos essenciais do lótus-rosa, lótus-branco e lótus-azul são difíceis de manipular. Associamos aqui o lótus-azul ao ylang-ylang, que o ajuda a se abrir. Um perfume quase místico e faraônico.

---

100 mL de álcool
4 mL de óleo essencial de ylang-ylang extra
4 mL de óleo essencial de madeira de Shiu (China)
10 mL de essência absoluta de lótus-azul

Misture e deixe repousar por um mês. Leve para congelar, deixando o frasco por uma noite no congelador, retire e, assim que diluir, passe a mistura por um filtro de papel fino (especial para perfumaria). Seu perfume estará pronto, mas é preferível deixá-lo maturar por alguns meses antes de usá-lo.

BAUNILHA PARA AS CRIANÇAS

A moda se apoderou do lucrativo mercado dos perfumes e cosméticos infantis. Daremos aqui apenas uma receita de base da mais pura das matérias-primas naturais. Geralmente acreditamos que a indicação "sem álcool" é necessária para os produtos destinados às crianças. Na realidade, os produtos (solventes) de substituição, bem como os conservantes que devem ser adicionados, são menos recomendáveis que o álcool: a pele do bebê está menos sujeita ao ressecamento do que a pele de sua mãe, além do que o álcool é um desinfetante útil em sua higiene. Se você desejar minimizar o efeito do álcool, bastará misturar à preparação óleo de amêndoas doces, que, embora vá se dissolver no álcool, permanecerá na pele após a evaporação. É preciso ter o cuidado de não passar o produto nas mucosas ou em pequenos ferimentos da criança.

A baunilha é, tradicionalmente, o aroma favorito para os produtos infantis: sem dúvida, esse perfume lembra um pouco o aroma do leite materno. De fato, as crianças preferem a baunilha, tanto para o prazer do nariz quanto para o prazer da boca. Então, vamos lhes dar esse prazer...

Com toda a certeza, a solução mais fácil seria lançar mão do extrato químico (o mais comum, apresentado em garrafas), porém vamos sugerir que você mesmo fabrique seu próprio extrato à base de vagens. Esse produto é relativamente caro, mas incomparável. As ilhas Reunião são o maior produtor de baunilha: um bom motivo para ir até lá, fazer uma visita e trazer também vetiver e gerânio.

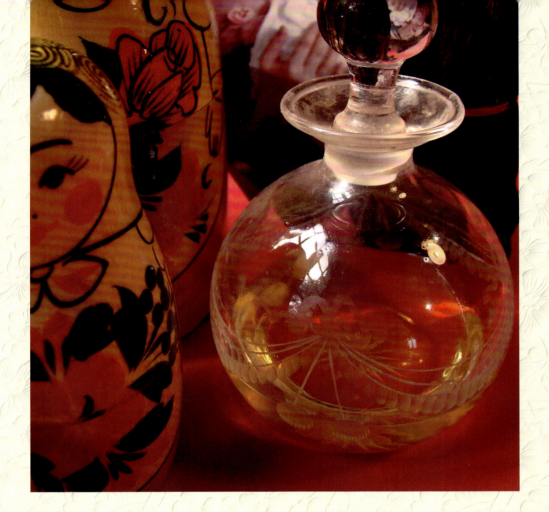

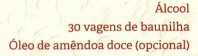

Álcool
30 vagens de baunilha
Óleo de amêndoa doce (opcional)

Corte as vagens de baunilha no sentido do comprimento, ou parta-as em pequenos pedaços: amasse-os bem em um recipiente de vidro e recubra-os com álcool puro. Feche hermeticamente e deixe macerar durante, pelo menos, seis meses. Filtre e recupere o extrato. Sua cor marrom-escura é normal. Se desejar um produto suave para a pele, acrescente o óleo de amêndoas doces: de 10% a 20% do total. Você também pode utilizar as vagens na cozinha, porque preservam a capacidade aromática.

Unguentos e Concretos

Segundo Hipócrates, Plínio e Galeno, o grande compositor de unguentos da Antiguidade é Dioscórides, chamado Pedânio, botanista grego do século I d.C. Dioscórides redigiu um importante tratado sobre a utilização medicinal de mais de seiscentas plantas, e suas receitas de unguentos foram usadas durante séculos. Ele descreve os unguentos e seu valor terapêutico e embelezador. É o caso do óleo de louro, feito de bagos e folhas de louro, e do óleo de oliva: ele aquece, abre os poros da pele e tem efeito analgésico. O unguento de rosas frescas é útil para as cicatrizações e também para as dores menstruais. Cicatrizantes são também os unguentos de óleo de oliva, de resina, de cera e de gordura de touro, ou o unguento de mirra, ou ainda o "cereato de Turnes", feito com cera e pedra de calamina. O unguento de óleo mesclado ao pó de raiz de íris asseptiza feridas infeccionadas, amolece e elimina crostas produzidas por ulcerações, ativa o parto e alivia hemorroidas.

Posteriormente, Avicena recomendaria um unguento feito de óleo de oliva e flores de alecrim. Atribuía-se ao alecrim a virtude do rejuvenescimento, que encontraremos na água da rainha da Hungria (ver p. 90).

Na corte de Luís XIV, D'Aquin, o médico do rei, aliviou Sua Majestade dos efeitos de uma queda de cavalo com um unguento de óleo de oliva, no qual macerara pétalas de rosa.

Se o unguento também é medicinal mas sempre perfumado, o concreto, ou concretas (o termo provém do concreto, a primeira expressão cérea das flores, por enfloragem), é um unguento utilizado essencialmente como perfume. No Oriente, usa-se muito essa pomada, porque ela não leva álcool. Põe-se um pouco na ponta do dedo para esfregá-lo atrás da orelha. A vantagem do concreto, nos dias de hoje, é que se trata de um produto completamente natural. Proporemos aqui receitas simples de concretos florais.

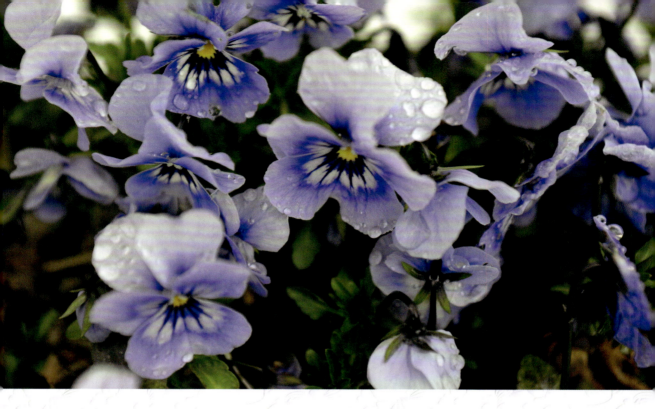

CONCRETO DE SEMPRE-VIVA

A sempre-viva, na forma de concreto, é um produto muito poderoso e complexo, que cheira a terra e a curry. De uso especialmente masculino, é um universo olfativo por si só.

10 g de concreto de sempre-viva
1 g de óleo de oliva

Amasse tudo e acrescente um pouco de óleo se a pomada ainda estiver muito dura e seca. Ponha em um recipiente e passe a usar imediatamente.

CONCRETO DE VIOLETA

Esse concreto é obtido das folhas, e não das flores. Misturado a reduzida quantidade de jasmim, torna-se um produto intenso, porém suavizado pelo tempo. Um perfume fora do comum, para um público que sabe das coisas.

10 g de concreto de violeta
1 g de essência absoluta de jasmim
1 g de óleo de oliva

Amasse tudo e acrescente um pouco de óleo se a pomada ainda estiver muito dura e seca. Ponha em um recipiente e passe a usar imediatamente.

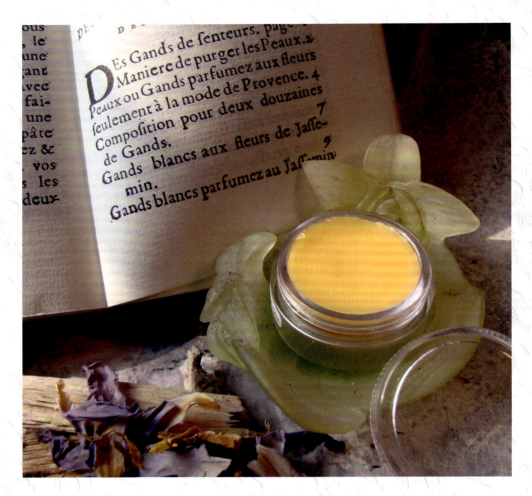

CONCRETO DE GIESTA

A giesta tem um perfume de mel que agrada ou desagrada logo de início. O limão reforça esse efeito, realça o aroma.

10 g de concreto de giesta
1 g de óleo essencial de limão-siciliano
1 g de óleo de oliva

Amasse tudo e acrescente um pouco de óleo se a pomada ainda estiver muito dura e seca. Ponha em um recipiente e passe a usar imediatamente.

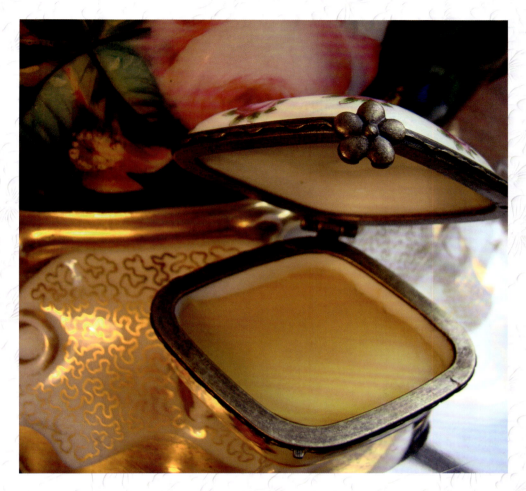

CONCRETO DE JASMIM-MANGA-BRANCO

Esse esplêndido arbusto, que produz grandes flores brancas e amarelas, embalsama a Índia e as ilhas tropicais. O aroma da flor tem o poder do jasmim e da angélica, mas com uma pequena nota adocicada, muito agradável.

10 g de concreto de flor de jasmim-manga-branco
1 g de óleo de oliva

Amasse tudo e acrescente um pouco de óleo se a pomada ainda estiver muito dura e seca. Ponha em um recipiente e passe a usar imediatamente.

ÁGUAS AROMÁTICAS

Trata-se, dessa vez, de água pura (nas águas-de-colônia ou nas águas de banho, o termo "água" é uma imagem, e não uma realidade) a ser perfumada. Duas soluções permitem esse resultado, originando um produto não muito potente, mas muito agradável, tanto para se refrescar no verão quanto para ser usado em vaporizações que aliviam a ardência do sol, em fricções do corpo dos bebês e, finalmente, em bebidas refrescantes para todas as estações.

No mundo árabe, toda família tem seu alambique para produzir águas aromáticas: a destilação de uma mistura de água e de rosas dá como resultado uma água de rosas na qual subsistem algumas gotas de óleo essencial que podem ser recuperadas por decantação. No Oriente, essas águas aromáticas são usadas com muita frequência em uma série de indicações: com elas se asperge o chão das casas quando se recebe uma visita importante, lavam-se as mãos e refresca-se o rosto, além de serem usadas na alimentação.

Na França, como o uso privado da destilação é proibido, a alternativa viável é a água de maceração. Podemos fazer a maceração a frio, para flores delicadas (jasmim, rosa, flor de laranjeira), ou para os frutos cítricos (limão, bergamota); e maceração a quente, para infusões (chá-verde, alecrim, tília, verbena). Podemos também ferver a água com algumas gotas de óleos essenciais (lavanda, sálvia-esclareia, rosa), que irão perfumá-la. O óleo poderá ser recuperado porque é mais leve do que a água e flutuará na superfície depois da fervura.

E, de modo mais simples, visto que os óleos essenciais não se diluem na água, podemos produzir águas perfumadas da seguinte forma:

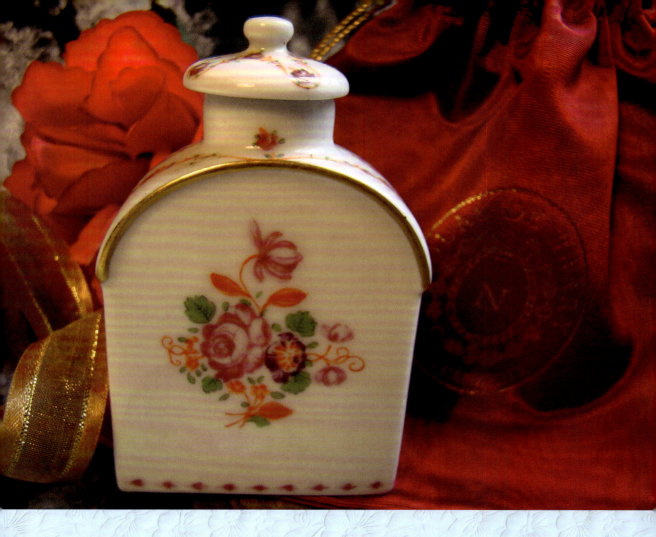

1 l de água de fonte
100 gotas de óleo essencial de rosa

Espalhe em papel-filtro ou em tiras de papel absorvente o óleo essencial de sua preferência (rosa, néroli, lavanda, tília, etc.). Divida o papel em pedacinhos e deixe-os ensopar na água. Desse modo, o odor passa parcialmente para a água sem o óleo e, portanto, sem alterar a água. Agite levemente e deixe a solução em infusão por uma semana. Retire os pedaços de papel e filtre a água. Essas águas devem ser utilizadas em um prazo de três meses, porque são frágeis e não levam conservantes.

JOIAS PERFUMADAS

A tradição das joias perfumadas nos proporciona uma formidável maneira de sentir nosso perfume durante o dia inteiro, e de propiciar àqueles que se aproximam de nós uma versão mais pura dele. O princípio é muito simples e tão antigo quanto a arte da joalheria: a joia contém um pequeno receptáculo no qual se guarda uma mistura sólida (unguento) ou líquida (nesse caso, retida em uma musse). É usada geralmente em um colar. O perfume guardado na joia espalha seu eflúvio e, como as mulheres a levam no pescoço, esse odor é imediatamente perceptível. Trata-se do encontro de duas artes. Para as mulheres que não desejam perfumar muito o corpo diretamente – como as japonesas –, essa é uma maneira ideal de usar um perfume.

No Oriente, a joia perfumada sempre foi muito procurada, porque também é uma maneira de levar consigo um produto precioso, às vezes em boa quantidade, visto que algumas dessas joias são bastante volumosas. Também eram usadas por sob as vestes, e outras continham sais, para casos de mal-estar e desmaios. Esse modo tão tradicional de se perfumar tem chance de voltar à moda? Podemos pensar como Annette Green, que escreveu um livro esclarecedor sobre o assunto: trata-se, realmente, da maneira mais prática de manter um perfume sobre si durante o dia inteiro, sem que ele se degrade em contato com a pele.

Não existe receita propriamente dita de perfumes para joias: tudo depende do receptáculo. Você pode utilizar tanto um unguento quanto um perfume, nesse caso, concentrado (com, no máximo, 50% de álcool) para ter um produto potente e duradouro.

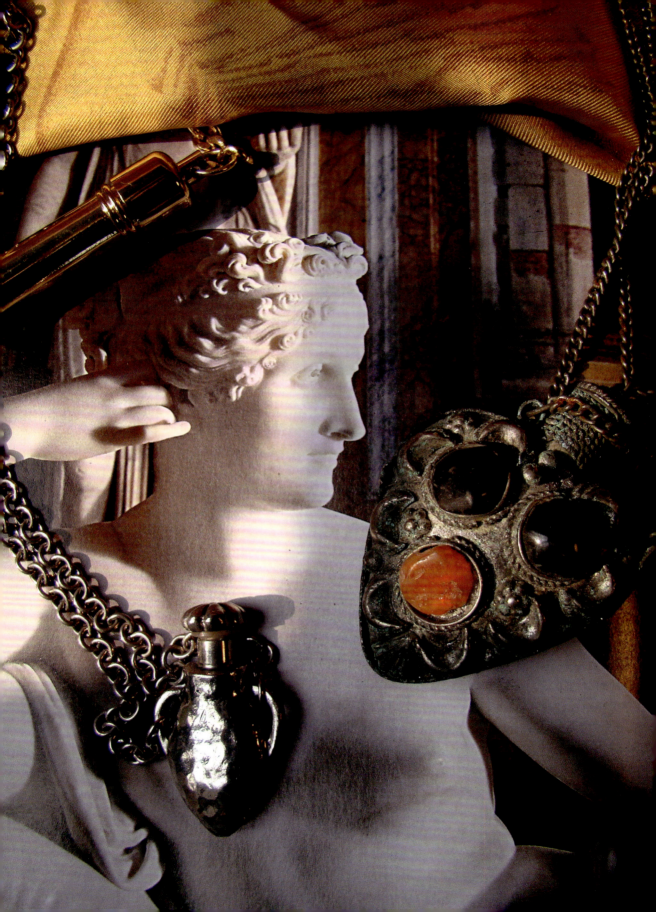

AROMATIZADORES DE AMBIENTE

A arte de perfumar a casa é, sem dúvida alguma, tão antiga quanto a arte de perfumar o corpo. O incenso, muito difundido na Antiguidade e ainda hoje no Oriente, destina-se particularmente a essa função. A arte chinesa do *feng shui*, que busca trazer harmonia e boas energias para a casa, abre espaço para uma ambiência olfativa: os ventos devem trazer perfumes para dentro da casa, como os do jasmim e do eucalipto. O jardineiro chinês é, portanto, um perfumista: ele deve cultivar plantas em função de seu odor e de sua posição em relação ao vento. Nas sociedades antigas (Egito, Grécia, Roma), a casa era perfumada e o piso, coberto de pétalas de flores, seja para receber um convidado importante, seja como prelúdio de uma noite de amor. Os móveis e, às vezes, até os revestimentos da construção eram perfumados.

No século XVII, a arte do *pot-pourri* está em seu apogeu: ela consiste em uma espécie de conserva fermentada de matérias-primas naturais – como pétalas de flores – recolhidas na estação propícia. Essa fermentação permite, ao mesmo tempo, a conservação e a concentração das virtudes das plantas. Nada a ver com os sachezinhos de aparas de madeira, coloridos e perfumados artificialmente, vendidos hoje em dia como se fossem *pots-pourris* de verdade! No início do século XX, os brasileiros ricos de Belém enviavam, de barco, sua roupa de cama para ser lavada na Inglaterra! Os ingleses tinham reputação de fazer esse trabalho de maneira higiênica e, sobretudo, de perfumar a roupa de cama com a famosa lavanda (*english lavender*), que assegurava à roupa um doce perfume durante um mês.

Atualmente, os recursos são mais escassos, mesmo que uma moda recente permita às pessoas adquirirem *pots-pourris*, queimadores de essências, velas perfumadas, pedras perfumadas, sachês de lavanda ou de "âmbar" – coisas que o turista geralmente traz de suas compras no mercado de Marrakesh, para perfumar os armários. Apresentamos aqui a fórmula simples de perfumes alcoólicos clássicos, concebidos para interiores, que devem ser utilizados na forma de vaporização. Para não onerar exageradamente o orçamento doméstico, escolhemos matérias-primas de preço acessível, com base em uma associação simples de dois óleos essenciais.

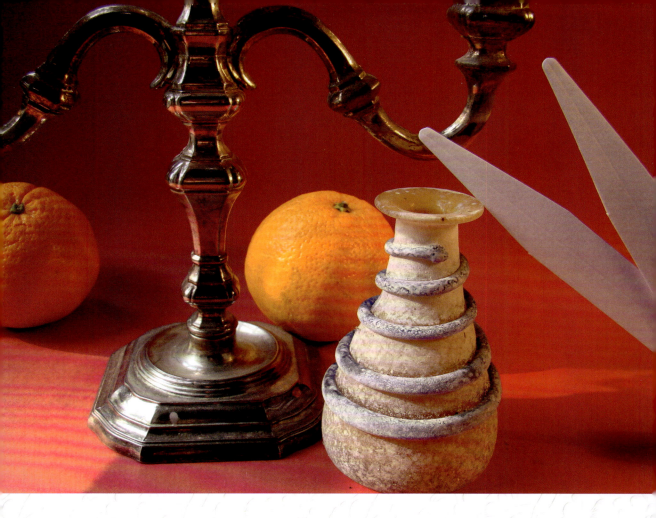

AROMATIZADOR DE AMBIENTE LARANJA-SEMPRE-VIVA

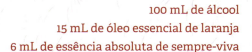

100 mL de álcool
15 mL de óleo essencial de laranja
6 mL de essência absoluta de sempre-viva

Misture e deixe repousar por um mês. Leve para congelar, deixando o frasco por uma noite no congelador, retire e, assim que diluir, passe a mistura por um filtro de papel fino (especial para perfumaria). Seu perfume estará pronto, mas é preferível deixá-lo maturar por alguns meses antes de usá-lo.

AROMATIZADOR DE AMBIENTE GERÂNIO-CITRONELA

100 mL de álcool
14 mL de óleo essencial de gerânio
6 mL de óleo essencial de citronela

Misture e deixe repousar por um mês. Leve para congelar, deixando o frasco por uma noite no congelador, retire e, assim que diluir, passe a mistura por um filtro de papel fino (especial para perfumaria). Seu perfume estará pronto, mas é preferível deixá-lo maturar por alguns meses antes de usá-lo.

AROMATIZADOR DE AMBIENTE CEDRO-CANELA

100 mL de álcool
15 mL de óleo essencial de cedro
3 mL de óleo essencial de canela

Misture e deixe repousar por um mês. Leve para congelar, deixando o frasco por uma noite no congelador, retire e, assim que diluir, passe a mistura por um filtro de papel fino (especial para perfumaria). Seu perfume estará pronto, mas é preferível deixá-lo maturar por alguns meses antes de usá-lo.

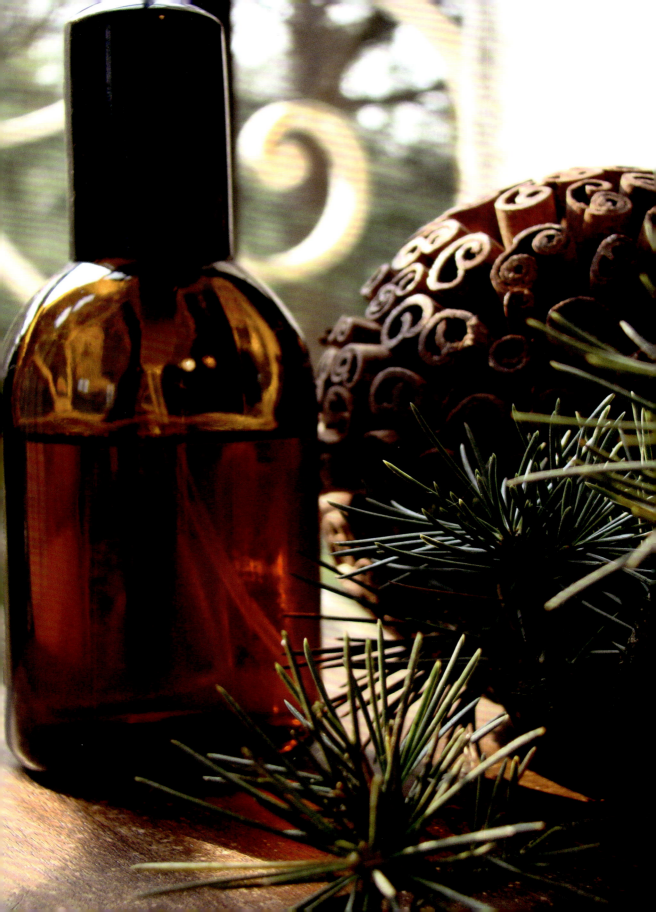

ÓLEOS DE MASSAGEM PERFUMADOS

Desde a Antiguidade, os óleos perfumados são de consumo corrente, sobretudo no Oriente. O óleo de oliva é reconhecido como a excelência em matéria de produto cosmético (os leites e os cremes modernos são exatamente emulsões oleosas): ele nutre a epiderme, transmite-lhe elementos antissépticos e tonificantes, além de proteger do frio e do sol. Os egípcios untavam seus corpos com óleo de oliva para evitar o ressecamento da pele. Na Índia, as massagens corporais da tradição aiurvédica ainda hoje são praticadas com o uso de óleo de oliva. Em qualquer país muito quente ou muito frio, o óleo ou a gordura animal sempre foram abundantemente utilizados. Em si mesmo, o óleo é pouco ou nada odorífero e, quando rançoso, é malcheiroso. Para usá-lo como cosmético, é preciso, portanto, perfumá-lo. Os corpos graxos têm a particularidade de fixar os odores, de captá-los, e, até o início do século XX, quando ainda se praticava a enfloragem em Grasse, essa propriedade foi desde sempre utilizada para fazer do óleo o veículo privilegiado dos perfumes.

Em nossos dias, estamos retomando o uso do óleo perfumado no banho de imersão e de ducha. Nos Estados Unidos, e mais ainda no Brasil, essa é frequentemente uma maneira de se perfumar. A concentração e o método de perfumar o óleo dependem do gosto de cada um. Mais simples é utilizar um bom óleo de base (óleo de oliva, de preferência; óleo mineral, mais leve, porém mais químico; óleo de amêndoas doces, de gérmen de trigo, etc.) e acrescentar a ele um óleo essencial de sua escolha e na concentração desejada. Podemos ainda macerar plantas a quente (mas sem deixar o óleo ferver) ou a frio durante algumas semanas, e depois filtrar. Além disso, podemos associar os dois métodos. Em quaisquer dos casos, deve-se ter em mente que os ingredientes são frágeis e que o melhor é produzir seus óleos pessoalmente, na medida de suas necessidades, e conservá-los em frascos fechados, ao abrigo do calor e da luminosidade. Para o corpo, deve-se utilizar esses óleos em massagens ou como complemento do banho matinal – passar o óleo no corpo ainda úmido, massageando, para, ao final, enxaguar. O rosto pode ser massageado com um óleo de essência natural mais concentrado. Propomos aqui quatro receitas com efeitos antiestresse, calmantes, eróticos e anticelulite.

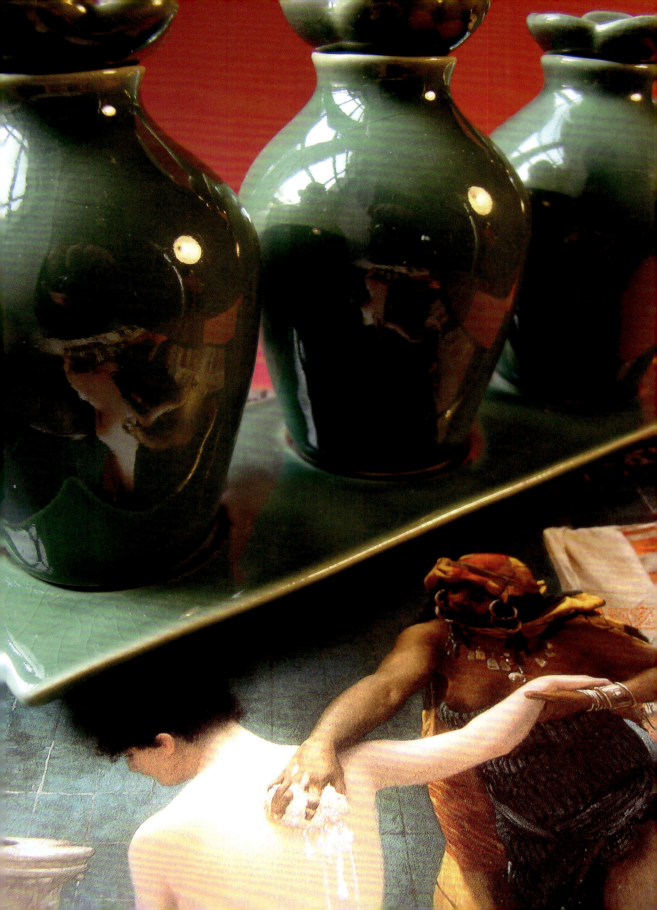

ÓLEO DE MASSAGEM ANTIESTRESSE

A lavanda e a sálvia-esclareia são duas essências conhecidas por seus efeitos relaxantes, especialmente quando se trata de massagens. Um pouco de lavanda no travesseiro também auxilia no sono.

---

25 cL de óleo de oliva
75 gotas de óleo essencial de lavanda
45 gotas de óleo essencial de sálvia-esclareia

Misture a frio e deixe repousar por uma semana.

ÓLEO DE MASSAGEM CALMANTE

Outra versão calmante, mas, dessa vez, para ser sincero, os três óleos essenciais propostos podem, cada um deles, ter essa função. Associados, eles potencializam seus efeitos e dão uma composição aromática agradável. O gerânio contém, ainda por cima, um antidepressivo natural.

---

25 cL de óleo de oliva
60 gotas de óleo essencial de gerânio
40 gotas de óleo essencial de sândalo
20 gotas de óleo essencial de camomila

Misture a frio e deixe repousar por uma semana.

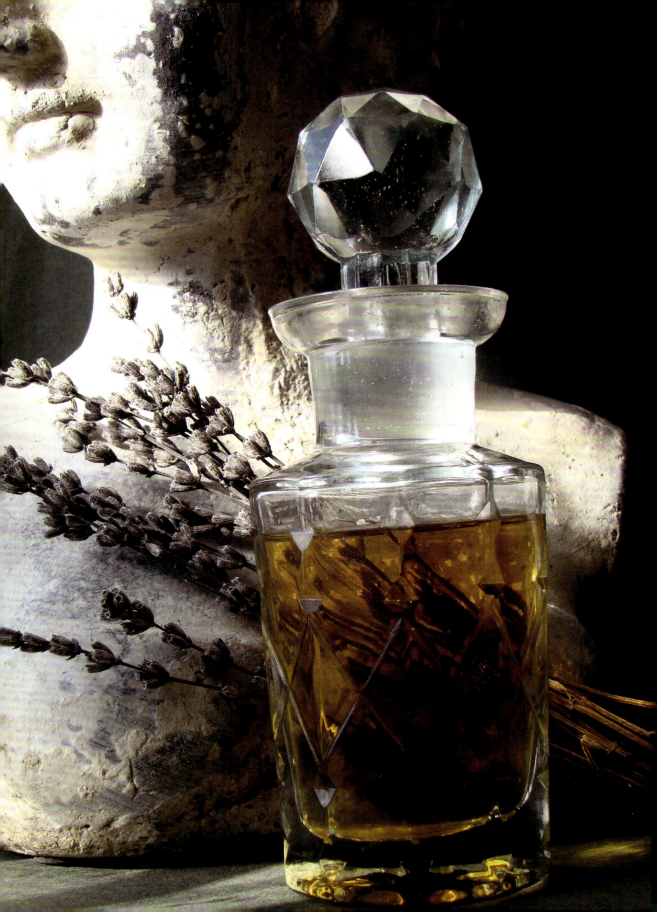

ÓLEO ERÓTICO

O óleo dito erótico aparece aqui em uma combinação entre o patchuli, conhecido por seu efeito afrodisíaco, e a flor de ylang-ylang, flor dos trópicos por excelência. Como a função erótica é muito pessoal, esse óleo é apresentado em caráter experimental.

---

25 cL de óleo de oliva
60 gotas de óleo essencial de patchuli
45 gotas de óleo essencial de ylang-ylang

Misture a frio e deixe repousar por uma semana.

ÓLEO DE MASSAGEM ANTICELULITE

As essências propostas são aconselhadas pela aromaterapia para combater a celulite: quando combinadas, elas lhe garantem maior efeito e você cria um perfume agradável.

25 cL de óleo de oliva
45 gotas de óleo essencial de gerânio
60 gotas de óleo essencial de alecrim
30 gotas de óleo essencial de cipreste

Misture a frio e deixe repousar por uma semana.

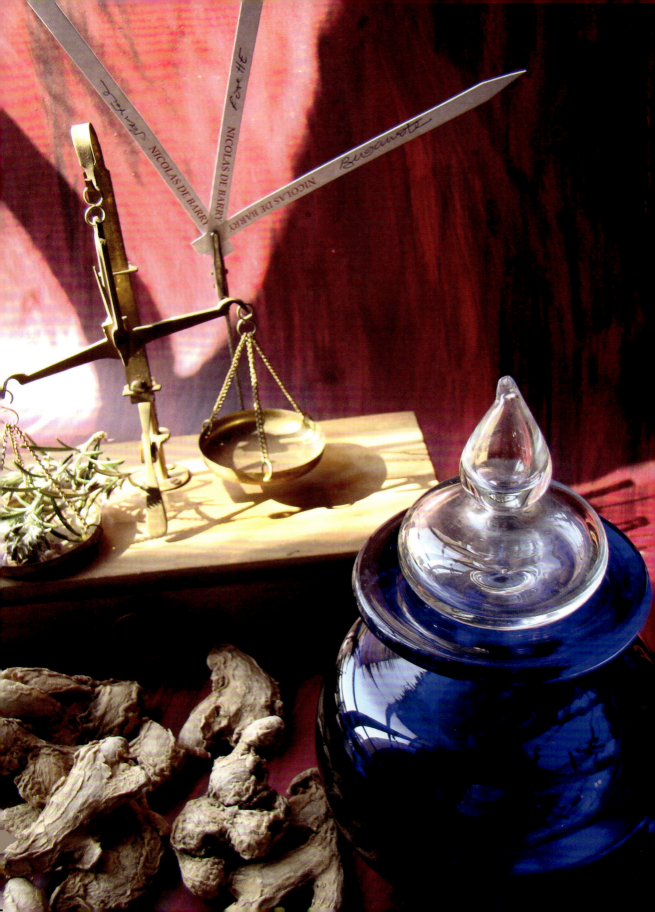

Xampu de tangerina

O tratamento dos cabelos é muito importante na personalização da aura olfativa, especialmente para as mulheres (ou os homens) de cabelos longos, que produzem, ao mexerem sua cabeleira, uma brisa perfumada das mais eficazes. Contudo, nos países ocidentais, esse é um dos aspectos mais negligenciados da beleza. É altamente recomendável cuidar com regularidade da saúde e do cheiro de seus cabelos (ver receitas de óleos capilares, p. 126), bem como lavá-los diariamente ou a cada dois dias, sobretudo em regiões de poluição agressiva, como as grandes cidades. Duas horas de engarrafamento em São Paulo, um jantar em uma pizzaria, o contato com fumantes – especialmente se se tratar de você mesmo – deixarão um odor nada agradável em seus cabelos. A ideia corrente segundo a qual seria nocivo lavar com frequência os cabelos é, na maioria das vezes, uma insensatez. É preciso cuidar, lavar e perfumar seus cabelos regularmente.

Outra insensatez olfativa: vaporizar seu perfume favorito na nuca ou nos cabelos após lavá-los com um desses xampus saturados de aroma sintético de péssima qualidade, geralmente de tendência frutosa. Caos na certa!

Melhor ainda é escolher um xampu sem perfume ou pouco perfumado (geralmente são os mais baratos e os menos nocivos), a fim de perfumá-lo com um elemento aromático volátil ou que combine com seu perfume. Na primeira categoria, escolhemos a tangerina, por seu frescor e bom humor natural, mas se você usa uma fragrância de rosa, perfume seu xampu com esse aroma.

---

250 mL de xampu ou de musse incolor de pH neutro
10 mL de óleo essencial de tangerina

Misture bem, a frio. Você ainda poderá acrescentar um óleo essencial de tratamento capilar, como o da árvore-do-chá, ou perfumar seu xampu com alecrim ou camomila.

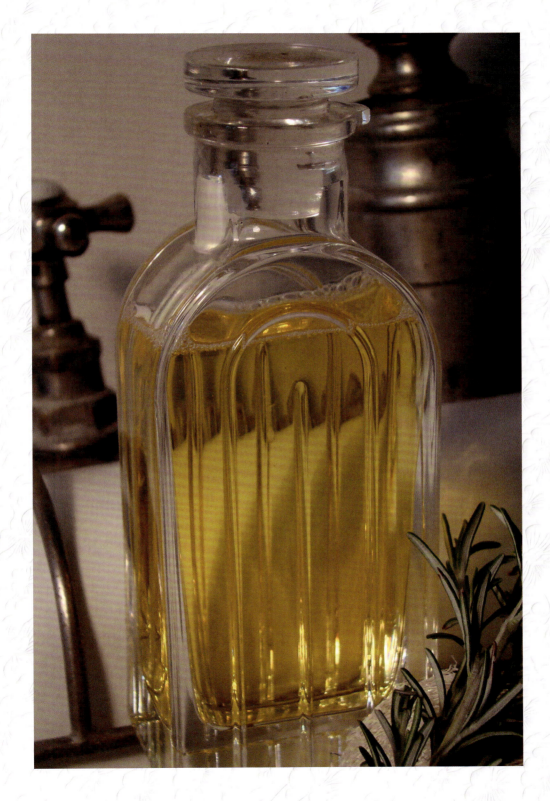

ÓLEOS CAPILARES

A fragilidade dos cabelos, especialmente no mundo contemporâneo, urbano e poluído, é um dos sinais de nossa boa ou má saúde. É necessário utilizar óleos capilares para prevenir a queda dos cabelos, tratar das causas de formação da caspa e devolver a vitalidade à cabeleira. Na Índia, os cabelos das mulheres são regularmente embebidos de óleo antes de serem lavados e perfumados por incensações aromáticas (notadamente, de sândalo).

Recomendamos, do mesmo modo como fizemos no caso dos óleos de massagem (ver p. 118), o uso do óleo de oliva extravirgem, o melhor cosmético desde a Antiguidade. Os óleos essenciais que os aromaterapeutas recomendam para os cabelos são aqui utilizados em uma combinação de odor agradável, mas você poderá se contentar com um só dos ingredientes, se ele lhe parecer suficiente e atrativo.

ÓLEO SILVESTRE

Esse óleo bastante fresco, composto de matérias-primas silvestres, tem um bom equilíbrio e um aroma agradável. Fortalecerá a tonicidade de seus cabelos e terá, ainda, efeito preventivo contra a queda.

25 cL de óleo de oliva
20 gotas de óleo essencial de alecrim
20 gotas de óleo essencial de tomilho
20 gotas de óleo essencial de sálvia-esclareia
30 gotas de óleo essencial de cedro
60 gotas de óleo essencial de lavandin

Misture a frio os óleos essenciais e o óleo de oliva. Deixe repousar por uma semana. Utilize o óleo silvestre uma vez por semana na fricção dos cabelos e do couro cabeludo, deixando-os se impregnarem durante meia hora. Lave-os em seguida.

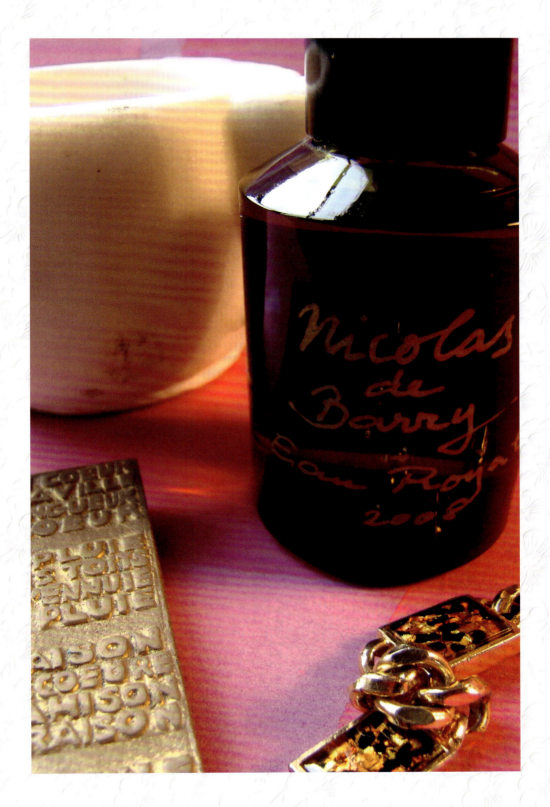

ÓLEO ORIENTAL

Mais poderoso que o anterior, esse óleo tem, ainda, propriedades anticaspa. É excelente para massagear o couro cabeludo.

---

25 cL de óleo de oliva
20 gotas de óleo essencial de cedro
20 gotas de óleo essencial de alecrim
30 gotas de óleo essencial de árvore-do-chá
30 gotas de óleo essencial de patchuli

Misture a frio os óleos essenciais e o óleo de oliva. Deixe repousar por uma semana. Utilize o óleo oriental duas vezes por semana, até o desaparecimento das caspas, em fricções dos cabelos e do couro cabeludo, deixando-os se impregnarem durante meia hora. Lave-os em seguida com um xampu neutro.

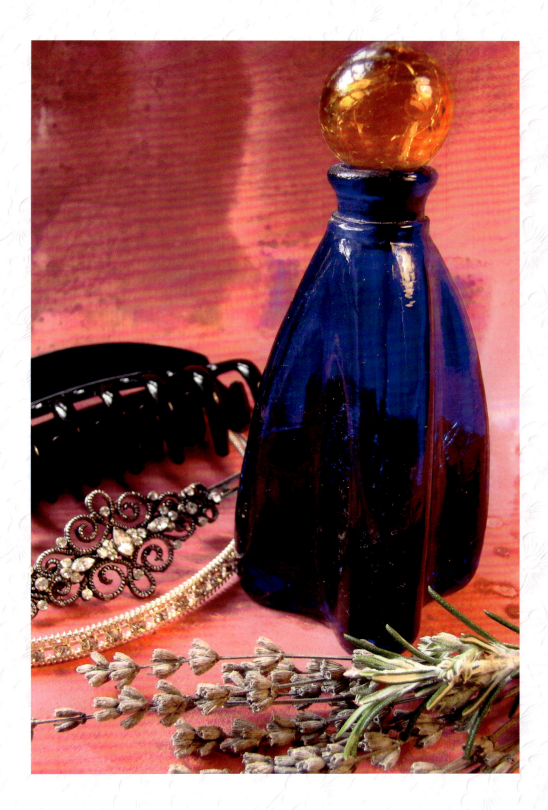

Sabões e Sabonetes Perfumados

O sabão é, ao que parece, uma invenção dos gauleses, que o fabricavam misturando cinza e sebo. Prova disso é que os termos gregos e latinos que o designam são provenientes do celta. Os romanos utilizavam uma emulsão à base de óleo de oliva, em que o óleo era fervido com a água de lavagem das cinzas. Os árabes aperfeiçoaram o sabão de óleo acrescentando cal à sua composição. É no século IX que surge o sabão moderno, duro, feito com óleo de oliva e fabricado na região de Marselha. Seu uso se difunde com as cruzadas, e as cidades de Savona (de onde vem seu nome), Veneza e Gênova passam a ser importantes produtoras. É no século XVII que a indústria marselhesa se impõe, graças a um monopólio concedido por Colbert. Nascia, assim, o "sabão de Marselha".

No século XIX, com a difusão do uso da soda e a substituição do óleo de oliva por óleos menos dispendiosos, como o de amendoim, o monopólio de Marselha desaparece. A fabricação tradicional consistia em cozinhar a pasta com a soda, depois lavá-la em água abundante para extrair a soda e obter por escoamento capas de sabão. Essas capas eram cortadas em blocos de cerca de 30 quilos para serem secas. Em seguida, a moldagem permitia cortar sabões em cubos, com a marca gravada. O clássico sabão de óleo de oliva de Marselha é, sem dúvida, o melhor e o mais natural dos produtos disponíveis no mercado, muito embora sua apresentação em grandes cubos, mais adequada à época das lavadeiras, o torne hoje nada prático. Infelizmente, vários sabões vendidos sob essa forma não têm nada em comum com a fabricação tradicional à base de óleo de oliva. Mesmo assim, alguns raros fabricantes perpetuam essa tradição, como a célebre e centenária marca Marius Fabre, de Salon-de-Provence. O sabão de cor verde deve conter pelo menos 72% de óleo de bagaço de oliva. Para produzir sabões perfumados, você precisa escolher entre duas soluções. A mais complicada lhe proporcionará o prazer de confeccionar pessoalmente sua pasta de sabão. Dessa maneira, torna-se possível utilizar a gordura quente que entra na receita para enflorá-la, nela mergulhando flores, raízes ou outros produtos aromáticos do jardim. A receita mais simples consiste em providenciar cubos do bom sabão de Marselha, derretê-los para neles introduzir óleos essenciais.

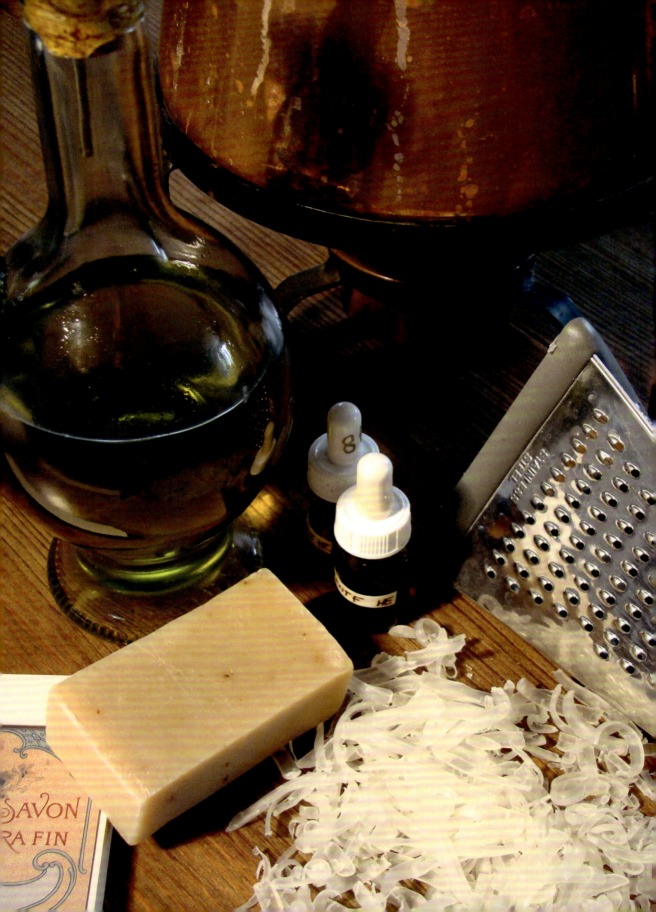

SABÃO DE BASE

A receita a seguir é delicada e deve ser executada de maneira profissional. O manejo de produtos químicos tóxicos, como a soda, exige precauções sistemáticas: o uso de luvas de borracha e de óculos de proteção é recomendado.

500 g de óleo de oliva
(ou de outro óleo vegetal)
450 g de gordura vegetal
370 mL de água destilada
125 g de soda cáustica

Para essa receita, você precisará de duas panelas. Antes de utilizá-las, faça um teste para verificar se elas podem receber soda sem provocar reação química. Esses recipientes serão reservados exclusivamente para suas atividades de saboaria. Despeje a gordura e o óleo em uma panela e leve ao fogo, mexendo até atingir a temperatura de 38 °C.

Paralelamente, ponha a água na outra panela e depois vá adicionando lentamente a soda, mexendo com uma colher de pau. Quando essa mistura também tiver atingido a temperatura de 38 °C, junte-a com os óleos, bem delicadamente, mexendo sempre. A mistura irá engrossar dentro de 10 a 15 minutos, em média (se não engrossar, espere um pouco mais).

Depois disso, despeje a mistura em formas de sabão, se você as tiver – às vezes, elas podem ser encontradas em antiquários –, ou em uma forma de alumínio (para bolo), ou em algum outro recipiente facilmente desenformável. Deixe-a descansar por dois dias; depois, com luvas, desenforme e corte seus sabões. Deixe-os secar ao ar livre durante pelo menos duas semanas; enxugue-os a seguir para tirar o excesso de soda. Enquanto não estiverem completamente secos, serão impróprios para o consumo.

Para perfumar seu sabão, você pode enflorar a matéria graxa previamente, com pétalas de rosa, ervas aromáticas ou cascas de cítricos. Ou então pode acrescentar algumas gotas de óleo essencial de sua preferência, sobretudo ao final da operação, para substituir as matérias-primas de seu jardim ou para complementá-las. Você pode ainda deixar uma parte dessas matérias na gordura, caso queira produzir sabonetes decorativos, nos quais apareçam, com o uso, rodelas de laranja ou cravos-da-índia, por exemplo.

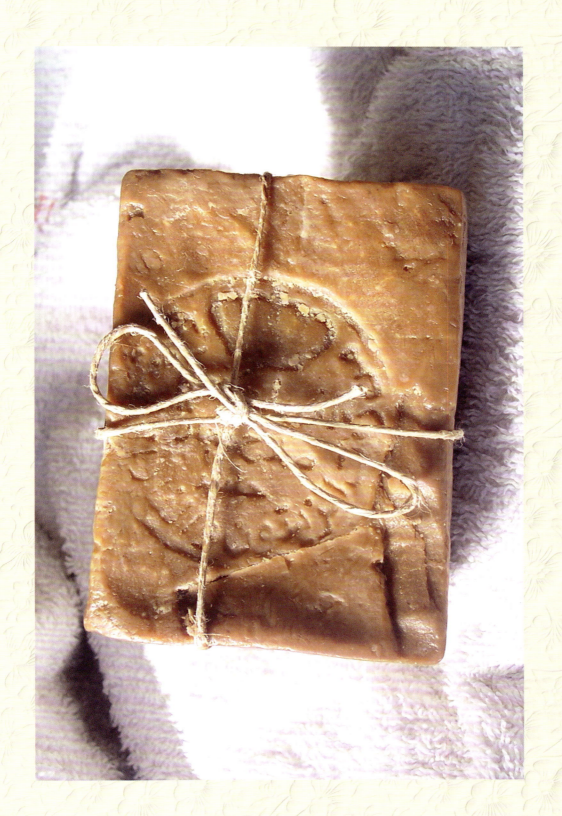

Sabão de Marselha com perfume de toranja

Essa receita permite ganhar tempo. Não se descuide da matéria-prima, especialmente se não estiver trabalhando com o sabão de Marselha original: escolha um sabão sem perfume ou, mais simplesmente, sabão granulado ou em pó.

1 cubo de sabão de Marselha (400 g)
100 mL de óleo de oliva extravirgem
25 cL de água
10 mL de óleo essencial de toranja

Em uma panela em banho-maria, derreta o sabão granulado ou ralado (você também pode reciclar todos os pequenos sabonetes que traz de suas viagens) em água fervente. Misture e acrescente o óleo de oliva.

Quando sua pasta começar a ficar macia (se necessário, adicione água fervente), retire-a do fogo e acrescente o óleo essencial de toranja ou qualquer outro de sua preferência. Volte a misturá-la e despeje-a em uma forma forrada com papel-alumínio (isso facilitará na hora de desenformar). Deixe esfriar durante algumas horas e, então, desenforme.

Depois que os sabões estiverem prontos, leve-os para secar à sombra, expostos à corrente de ar e sobre um estrado durante, pelo menos, quinze dias. Enquanto não estiverem completamente secos, estarão impróprios para o consumo.

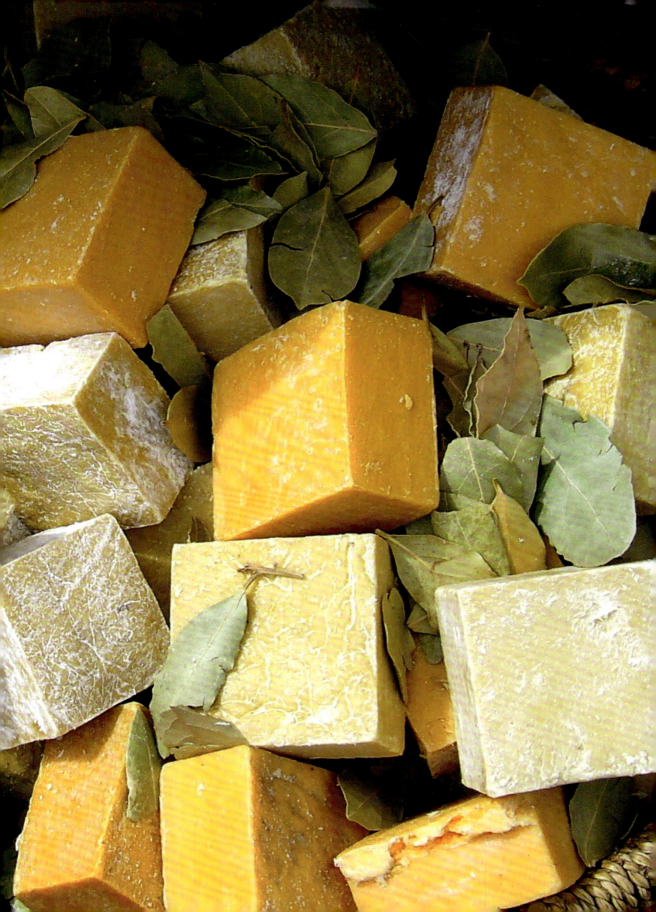

Sais de Banho Perfumados

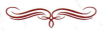

Eis aqui uma ocasião para praticar a talassoterapia em casa! As virtudes do sal marinho são defendidas por vários médicos e, tanto quanto o óleo essencial, o sal é igualmente um bom captador de aromas, além de um excelente conservante. Por isso, você pode fazer seus preparados muito antes de usá-los. A utilização do sal como conservante aromático e desinfetante corporal é antiga. Os gregos o usavam muito, e a Sicília era famosa em todo o Mediterrâneo por causa de suas extensas salinas.

Atualmente, também gostamos dos sais de banho, por seu aspecto discreto e refinado, em um belo frasco de cristal, por exemplo, posto na borda da banheira. As lindas cores (azul, rosa, etc.) que os caracterizam são químicas, razão pela qual não as utilizaremos, contentando-nos com a cor natural das essências utilizadas, do amarelo ao verde, ou adicionando corantes naturais aos sais, como o sumo de amora ou de framboesa.

A receita é simples, sendo perfeitamente possível recomendá-la às crianças, desde que monitoradas por um adulto. Elas terão orgulho de suas criações. No banho, o sal é um descongestionante, um antisséptico; o óleo essencial será escolhido em função do gosto de cada um, ou por seu odor, ou por sua utilidade aromaterapêutica. Propomos aqui uma receita de rosa, perfume relaxante e romântico, que se presta perfeitamente à hora do banho.

---

1 kg de sal grosso
5 mL de óleo essencial de rosa (ou outro de sua preferência)
1 recipiente hermético

Ponha o sal em um tabuleiro que possa ir ao forno. Leve-o para aquecer em forno médio durante cerca de meia hora, a fim de lhe retirar toda a umidade. Ponha o sal ainda morno em um pote e despeje o óleo essencial por cima, mexendo imediatamente. Feche o pote hermeticamente e deixe a mistura repousar em local ao abrigo da luz, durante um mês ou mais.

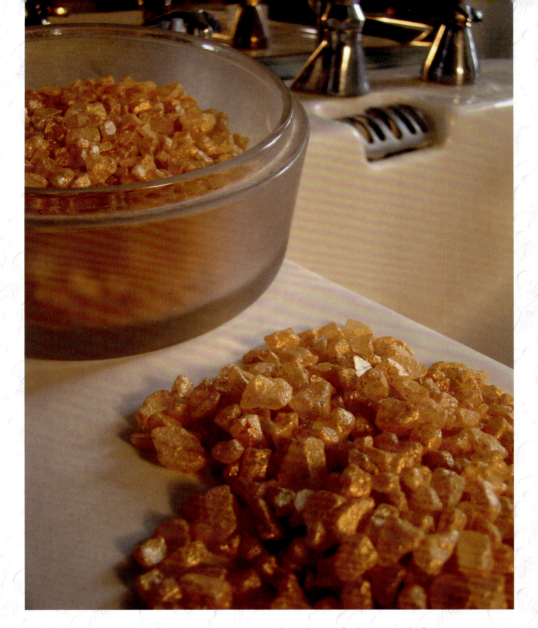

O sal conserva muito bem os aromas; você pode preparar uma quantidade para um ano inteiro.

Utilize-o jogando um punhadinho no fundo da banheira no momento em que for preparar seu banho. Inicialmente, use água quente para acelerar a dissolução do sal e a exalação do aroma.

Se quiser colorir seus sais, leve para aquecer o sumo de framboesa ou de amora, reduzindo-o em 80%. Despeje-o então sobre os sais, quase gota a gota, para obter a coloração de sua preferência: rosa ou violeta-claro.

VELAS PERFUMADAS

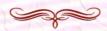

Perfumar velas é um prazer. Velas perfumadas são um presente por excelência, apreciado pelos requintados e pelos apaixonados. Outrora, a vela era a base da iluminação (exceto na Antiguidade, quando a lamparina a óleo – perfumado, é claro – era o único meio de iluminação). Quanto às velas dos aristocratas, não era necessário perfumá-las: feitas de cera de abelha, exalavam naturalmente um delicioso odor de mel. Odor que, por sinal, você pode reproduzir, seja fazendo velas de cera pura de abelha (bem mais cara do que a parafina), seja perfumando sua vela com essência absoluta de mel ou mel sintético.

O método é simples, mas necessita de muita prudência! É preciso derreter a cera ou, na maior parte das vezes, a parafina, que, em altas temperaturas, é altamente inflamável e pode incendiar sua casa! Portanto, está fora de questão deixar esse produto no fogo e se ausentar.

A outra dificuldade de execução reside na introdução do elemento perfumado, em geral óleos essenciais ou essências sintéticas. Realmente, cada óleo essencial tem sua própria densidade, e alguns deles não se misturarão facilmente à parafina ou à cera: ficarão depositados na porção inferior da vela, de maneira que, durante o tempo principal de sua combustão, ela não exalará nenhum aroma. Por isso é preciso escolher produtos especialmente concebidos para velas – difíceis de encontrar no varejo – ou óleos essenciais que se adaptem a esse tipo de fabricação. Algumas matérias-primas são sensíveis ao calor muito forte (jasmim, néroli, etc.) e darão pouco resultado em uma vela. Portanto, entre as substâncias naturais, escolheremos principalmente as notas picantes (cravo-da-índia, canela, gerânio) ou os cítricos (laranja, tangerina), e as madeiras (cedro, pinho, cipreste). Podemos também decorar a vela com especiarias ou fatias de laranja secas, mais por uma questão estética do que pelo efeito olfativo. Recomendamos o sistema simples e eficaz da vela moldada em pequenos copos. Ela se manterá, queimará com regularidade e será mais fácil de introduzir a mecha.

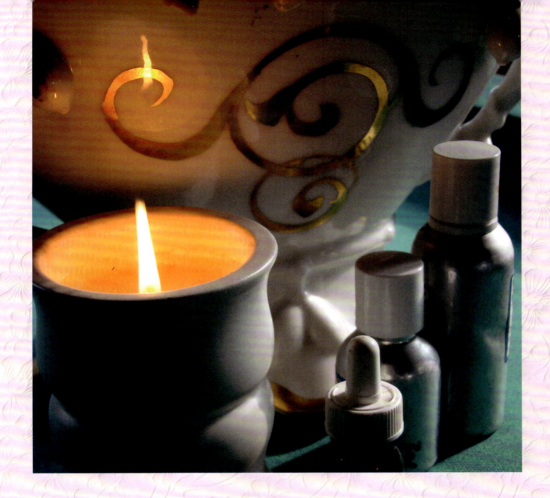

1 kg de parafina em bastão e/ou
de cera de abelha natural
10 mL de óleo(s) essencial(is) a sua escolha
Mecha de vela (pavio)
1 vareta de madeira (ex.: um hashi)

Leve a parafina para aquecer em fogo brando ou, por maior precaução, em banho-maria. Quando a parafina se tornar líquida, retire-a do fogo e junte o óleo essencial ou a mistura que você tiver preparado ou adquirido. Para cada quilo de parafina ou cera, calcule 10 mL de óleo essencial de gerânio, por exemplo.

O gerânio se mistura perfeitamente à cera e, além disso, é repelente de mosquitos. Despeje a solução em pequenos copos. A mistura irá se solidificar rapidamente. Quando ela começar a se solidificar nas paredes do copo, introduza a vareta no centro do recipiente, na cera ainda mole, e mantenha-a na vertical usando outras varetas nas bordas do copo, ou qualquer outro objeto. Retire a vareta quando a mistura tiver se solidificado completamente e então introduza o pavio. Preencha o espaço com um pouco de sua mistura reaquecida, portanto, ainda líquida.

Papel de Carta Perfumado

O que pode haver de mais inebriante do que uma carta de amor perfumada? Nosso século indolente deixou de lado esse costume. Para os românticos incorrigíveis, segue aqui uma receita simples, capaz de nos reconciliar com o texto sensorial, enquanto esperamos pelos e-mails perfumados (é verdade: a France-Telecom criou um centro de pesquisa especializado na criação da comunicação olfativa pela internet!).

Antigamente, também se perfumavam livros, que eram enviados como sinal de simpatia ou de afeto... A receita é a mesma. E, também, para aqueles que ainda usam caneta-tinteiro, é possível perfumar a tinta: basta pôr um pouco de óleo essencial ou de perfume nela.

Papel
Óleos essenciais
1 caixa hermética

Escolha um belo papel artesanal, um vergê ou qualquer outro papel similar, que tenha alguma porosidade. Vamos fazer com que fique encharcado de perfume... em uma caixa metálica, ou de plástico, bem hermética, ou em uma gaveta exclusivamente destinada a esse uso. Ponha suas folhas de papel, enroladas ou até mesmo ligeiramente separadas, e junte um ou vários potes com óleos essenciais potentes ou essências absolutas: por exemplo, de âmbar e de essência absoluta de rosa. Esses potes destampados, colocados com o papel na caixa fechada, irão transmitir a ele uma parte de seu aroma. Reaproveite esses potes e seus óleos essenciais para outros usos ou para repetir a operação. Deixe assim por, pelo menos, três meses; depois, guarde o papel bem fechado antes de utilizá-lo. Você pode perfumar seus envelopes da mesma forma.

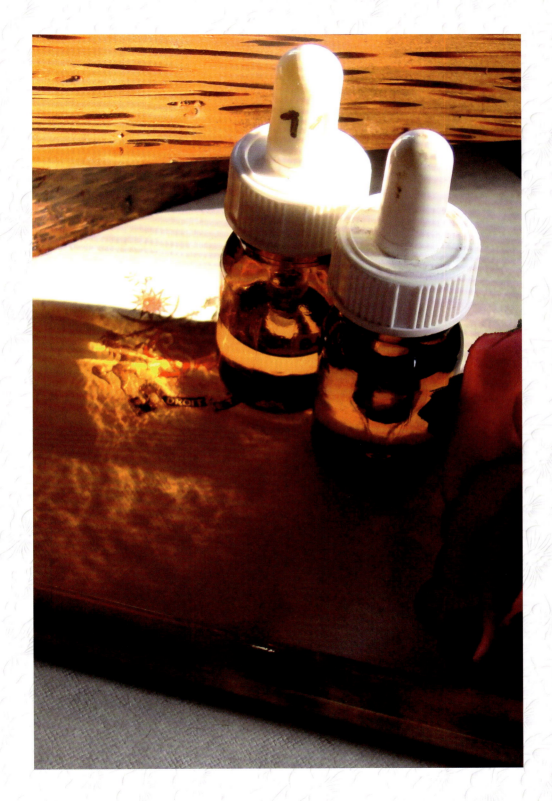

LICORES PERFUMADOS

A arte do perfumista no século XVIII, assim como desde a mais remota Antiguidade, estendia-se aos licores e aos vinagres perfumados. Na obra *Le parfumeur royal ou l'art de parfumer*, publicada em 1699 com a aprovação do delfim, Simon Barbe divulga numerosas receitas de licores perfumados. Ele recomenda as flores, as especiarias e até mesmo o âmbar e o almíscar. No Extremo Oriente também se perfumam os álcoois: para isso, os chineses utilizam sobretudo a rosa e o gengibre.

Apresentamos três receitas simples, que podem ser multiplicadas ao infinito, a depender das matérias-primas que você tenha à disposição. Também podemos fazer licores com óleos essenciais, mas a maceração alcoólica direta é mais fácil e propicia melhor paladar. Podemos, por fim, realçar o sabor de um licor ou de outra bebida alcoólica com uma simples gota de óleo essencial. Dessa forma, uma gota de óleo essencial de rosa em um conhaque lhe conferirá um aspecto oriental bastante distinto. Umas poucas gotas de bergamota ou de limão farão um excelente licor de frutas cítricas para perfumar bolos.

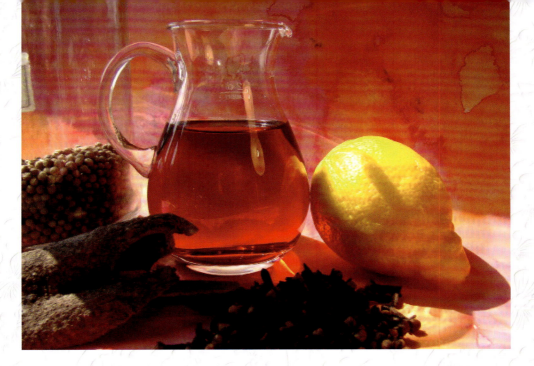

HIPOCRAZ

Essa bebida esteve muito em voga no século XVII – Molière fala o tempo todo dela em suas peças – por apresentar o duplo benefício do prazer e da saúde: trata-se de um licor perfumado e, também, de uma panaceia.

1 L de vinho tinto
250 g de açúcar
1 colher de sopa de leite
Suco de ½ limão
Zesto de 1 laranja
1 pau de canela
2 ou 3 grãos de pimenta-do-reino branca
1 folha de macis
1 pitada de sementes de coentro
3 ou 4 cravos-da-índia

Escolha um vinho tinto bem encorpado, por exemplo, um cotes-du-rhône. Junte a ele o açúcar, a canela, os cravos-da-índia, as sementes de coentro, a folha de macis, os grãos de pimenta-do-reino, o suco de limão e o zesto de laranja seco. Deixe macerar durante meio dia; depois acrescente o leite e leve para ferver até que a mistura fique bem clara.

Essa bebida era consumida fresca e sem espera, às vezes como bebida do café da manhã: uma forma energética de começar o dia.

CLARETE DE FLORES DE LARANJEIRA

50 cL de aguardente ou de vodca
50 cL de água de flor de laranjeira
500 g de açúcar
1 pau de canela
7 ou 8 cravos-da-índia

Em uma garrafa, ponha a aguardente ou a vodca e a água de flor de laranjeira. Adicione o açúcar, o pau de canela e os cravos-da-índia. Tampe e leve ao ar livre durante quinze dias, mexendo duas vezes ao dia. Filtre, depois volte a engarrafar, fechando com uma rolha. Deixe macerar durante seis meses antes de consumir.

LICOR DE ROSAS

É preciso inicialmente perfumar o açúcar, elemento insubstituível dos licores à moda antiga. Tanto quanto o álcool, o açúcar é simultaneamente um conservante e um captador de aroma. A receita a seguir pode ser feita com qualquer uma das flores odoríferas: violetas, junquilhos, jacintos, rosas, flores de laranjeira, angélicas, jasmins. Mas recomendamos que ela seja feita especialmente com rosas.

Álcool a 45° (vodca, por exemplo)
Rosas perfumadas
Açúcar refinado

De preferência, colha as rosas de manhã bem cedo (nessa hora elas exalam mais perfume); depois, deixe-as à sombra por dois ou três dias. Em um recipiente de cerâmica vitrificada, vá dispondo em camadas sucessivas as pétalas e o açúcar, até encher o recipiente.

Deixe repousar durante 24 horas em local arejado e, depois, mais 24 horas ao sol. Durante esse tempo, o açúcar derrete, absorvendo o sumo da rosa. Peneire tudo e utilize apenas o sumo. Você pode conservar essa água de rosa açucarada em uma garrafa ou transformá-la imediatamente em licor pela adição do álcool (por exemplo, vodca), na proporção de um volume de álcool para um volume de água de rosa. Deixe o licor envelhecer durante cerca de um ano, ou mais.

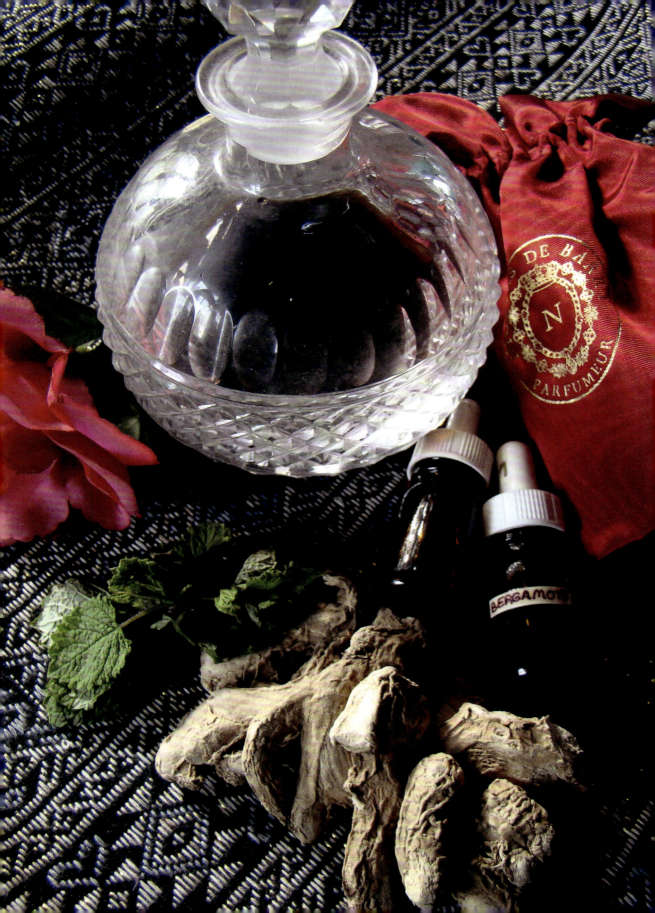

VINAGRES PERFUMADOS

Antigamente, os vinagres eram mais utilizados que as águas e os álcoois perfumados. O vinagre limpa a pele ao acidificá-la, além de captar os aromas quase com a mesma eficácia do álcool. Os famosos sais que reanimavam as mulheres desfalecidas de emoção também eram feitos à base de vinagre e essências.

Propomos aqui três experiências: um vinagre de mesa – que lembra o famoso vinagre balsâmico de Módena –; um vinagre para a pele na volta da praia – de fato, o vinagre é indicado como calmante eficaz para as queimaduras do sol –; finalmente, um preparado que pode servir para casos excepcionais.

VINAGRE DE JASMIM-DO-IMPERADOR

Essa receita lhe dará um vinagre tão forte quanto os apreciados vinagres balsâmicos, mas também mais encorpado e levemente adocicado. Podemos, ainda, fazer um vinagre clássico, apenas recendente a jasmim-do-imperador ou, mais banalmente, a estragão.

1 L de vinagre de vinho de boa qualidade
5 gotas de óleo essencial de jasmim-do-imperador
100 mL de molho de soja
4 colheres de sopa de açúcar

Faça um caramelo com o açúcar e deixe-o escurecer sem excesso. Despeje por cima o vinagre de vinho. Quando a mistura estiver fria e o caramelo se fundir com o vinagre, acrescente o molho de soja e o óleo essencial de jasmim-do-imperador. Misture bem e deixe repousar durante uma semana. Filtre.

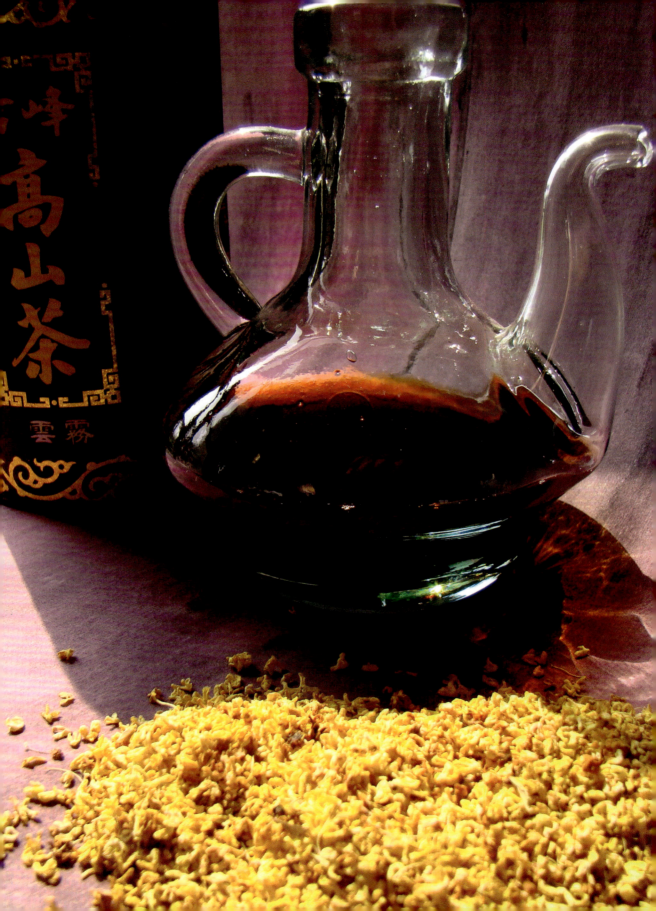

VINAGRE DE VIAGEM

Essa receita se destina às pessoas que se sentem indispostas com as impurezas da estrada, de salas confinadas ou de vagões de metrô cheios, àqueles que queiram se livrar de maus cheiros e até do mau-olhado, ou ainda às pessoas que queiram dispor de um perfume ao voltar de uma fatigante jornada no deserto do Saara ou do Atacama, ou até mesmo para despertar depois da sesta.

Os componentes desse vinagre são potentes e bastante frescos. Nada de muito sofisticado, mas a presença do gerânio afastará, ainda por cima, as moscas e os mosquitos. Apenas não pense em usá-lo em uma noite romântica…

---

1 L de vinagre de álcool
50 mL de vinagre de álcool a 90°
50 g de sal
40 gotas de óleo essencial de eucalipto
40 gotas de óleo essencial de gálbano
40 gotas de óleo essencial de hortelã
40 gotas de óleo essencial de gerânio
40 gotas de óleo essencial de lavandin

Reduza seu vinagre à metade e, depois de frio, acrescente o sal e o álcool a 90°, no qual você terá diluído as essências. Deixe envelhecer por três meses.

VINAGRE PÓS-PRAIA

50 cL de vinagre de vinho branco ou de álcool
5 mL de óleo essencial de hortelã
20 mL de álcool puro

Aqueça o vinagre levemente, sem deixá-lo ferver; depois acrescente o óleo essencial de hortelã previamente misturado ao álcool. Mexa bem. Esse vinagre deve ser utilizado na volta da praia, em fricções, para refrescar e aliviar as queimaduras do sol.

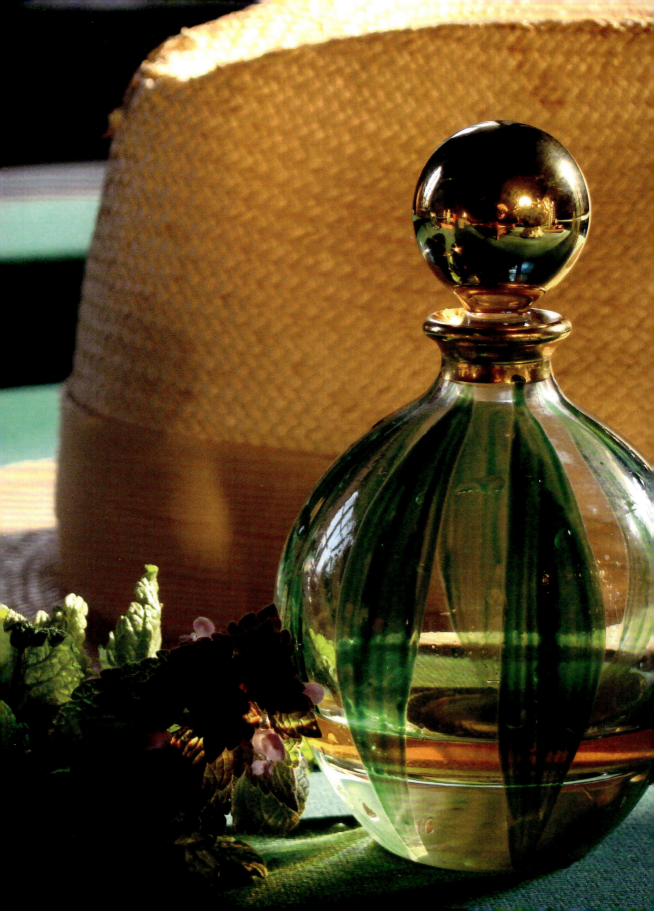

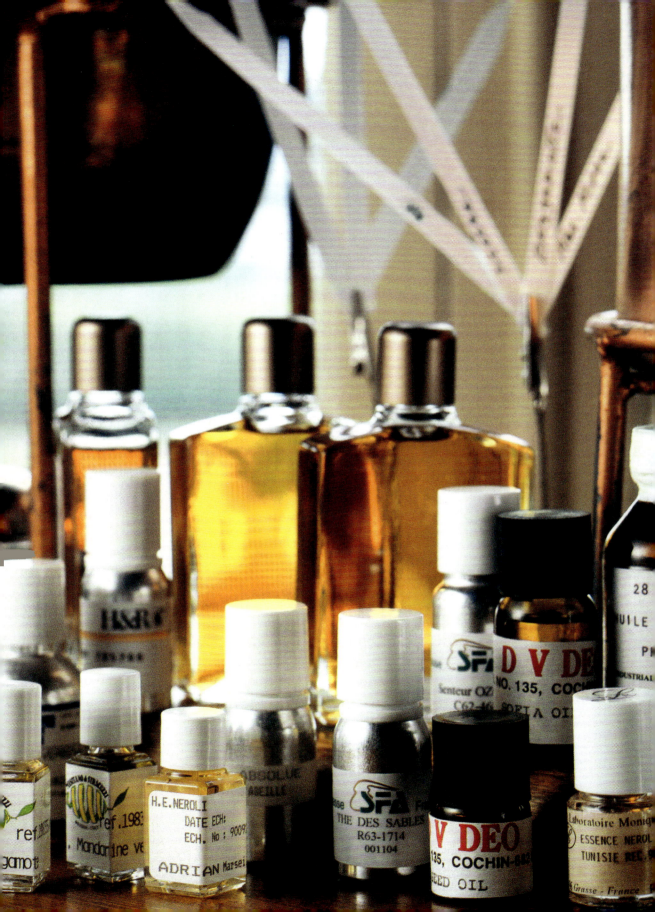

GLOSSÁRIO

ACORDE

Efeito olfativo resultante da mistura de duas ou mais notas de perfumaria. A qualidade de sua harmonia depende do equilíbrio das proporções entre as notas.

ALAMBIQUE

Equipamento que serve para destilar matérias-primas por condução a vapor.

ÁLCOOL

Em perfumaria, utiliza-se álcool (de beterraba, de açúcar ou de cereal) como solvente neutro. O álcool permite que o perfume impregne a pele, bem como é capaz de suprimir qualquer efeito oleoso de um concentrado de perfume. Muito volátil, o álcool evapora rapidamente, permitindo assim que o perfume se eleve e se difunda com igual velocidade.

ALDEÍDOS

Em perfumaria, fala-se essencialmente de aldeídos acíclicos, poderosos produtos de síntese que, independentemente de seu odor próprio, conferem um forte poder de difusão às composições. Essa descoberta permitiu aos perfumistas ampliarem sua paleta de aromas. A utilização dos aldeídos está na origem dos perfumes do tipo aldeídico, sendo o Nº 5, de Chanel, o mais conhecido deles.

AMADEIRADO

Termo utilizado para descrever um efeito olfativo que evoca o odor rico e opulento da madeira (mas que não é necessariamente proveniente da madeira), como o aroma da madeira de cedro, do sândalo, do almíscar vegetal, do capim-vetiver, do patchuli e do musgo de carvalho.

ANOSMIA

Termo médico que designa a perda do olfato.

ASCENDENTE

Esse termo define as notas de cabeça de um perfume, aquelas que são muito voláteis, que "ascendem" imediatamente ao nariz. Trata-se de notas hesperídeas (toranja), notas verdes (hortelã) e, bem de vez em quando, notas canforadas.

ASPERSÓRIO

De porcelana ou vidro, esse recipiente de longo gargalo metálico é um acessório usado tradicionalmente nos países árabes para a acolhida dos hóspedes. É particularmente utilizado para espargir no chão águas aromáticas (de flor de laranjeira, rosa, jasmim, etc.), a fim de perfumar o ambiente. Também conhecido na Espanha do século XVI sob o nome de almoratta, o frasco era de vidro e mais largo; dele partiam vários tubos finos, que difundiam gotículas de água de rosa.

ATAR

Característico da perfumaria tradicional indiana há mais de dois séculos, o atar é uma composição perfumada de vários ingredientes. Trata-se, principalmente, de óleo essencial de sândalo perfumado (acrescido de essência) de flores, plantas, especiarias diversas ou de almíscar e âmbar. Em seguida, toda essa composição é redestilada.

ATOMIZADOR

Artefato que serve para vaporizar muito delicadamente microgotículas de perfume.

BALSÂMICO

Um odor é chamado balsâmico quando evoca a doçura da resina com uma leve ponta de baunilha. Esse efeito olfativo está particularmente presente em alguns bálsamos, como o bálsamo de Tolu.

BÁLSAMO

Nome dado às exsudações de alguns vegetais. Em perfumaria, corresponde também às gomas e resinas de aspecto menos sólido.

BASE

Estrutura olfativa elementar pré-composta, que imita um aroma natural ou uma composição clássica, facilitando ao perfumista a criação de um perfume. Exemplo: base madressilva ou base chipre.

BULBO OLFATIVO

Esse termo designa uma minúscula região do cérebro que recebe os dados sensoriais ou as mensagens elétricas dos neurônios olfativos e os transmite a outras regiões cervicais por meio do sistema límbico.

CAPITOSO

Termo utilizado para designar um aroma, uma composição, um perfume que produz uma superexcitação dos sentidos.

CHIPRE

Esse termo provém do célebre perfume Chypre, criado por François Coty em 1917. Seu sucesso deu origem a uma família de perfumes, compostos principalmente de acordes próximos do musgo de carvalho, do patchuli, do cisto de ládano, da bergamota, etc.

CÍTRICO

Termo genérico que designa todos os frutos da família dos cítrus: laranjas, limões, limas, bergamotas, toranjas, cidras e tangerinas.

COLÔNIA

Nome dado a uma fragrância leve, que contém essências voláteis derivadas principalmente de cítricos, lavandas e ervas. A origem da palavra se deve à composição que nasceu na cidade de Cologne, na Alemanha. No Brasil, o termo é usado para designar composições contendo matérias-primas fragrantes na concentração entre 5% e 15%.

COMMUNELLE

Operação de junção de diversos lotes de um óleo essencial ou de uma matéria-prima, para obter ao final um produto de qualidade constante.

COMPOSIÇÃO

Nome dado à mistura de um conjunto de produtos (naturais, sintéticos ou bases) que constituem o perfume.

CONCENTRADO

Designa a composição perfumada tal qual ela se apresenta ao final do trabalho de preparação, antes de sua solução em álcool. Os concentrados são, em seguida, utilizados para a fabricação de extratos de perfume, deoperfumes, águas-de-colônia, loções, talcos, sabonetes, em uma proporção de álcool variável, a depender do perfume.

CONCRETO

Substância cérea obtida pela extração, com solventes voláteis, dos princípios aromáticos de algumas matérias-primas vegetais (jasmim, rosa, etc.). Os concretos também podem ser destilados e purificados, a fim de produzirem essências absolutas. Ver Essência absoluta.

CONGELAMENTO

Operação que consiste em resfriar abaixo de 0 °C uma solução alcoólica, a fim de facilitar a precipitação das substâncias menos solúveis (ceras vegetais). O objetivo é obter, depois da filtragem, um produto estável e muito límpido.

CONTRATIPO

Reprodução ou plágio de uma composição.

COURO

Termo empregado para designar alguns perfumes de tonalidade de couro da Rússia. Esses couros eram famosos no século XIX por seu odor almiscarado. Trata-se de notas secas, por vezes muitos secas, que tendem a reproduzir o odor característico do couro (fumaça, madeira queimada, bétula, tabaco, etc.) e que são usualmente associadas a notas de cabeça florais.

CROMATOGRAFIA

Procedimento científico que permite calcular e identificar os diversos constituintes químicos das matérias-primas.

DESTILAÇÃO

Procedimento tradicional de condução a vapor de matérias-primas aromáticas que permite obter um óleo essencial.

DIFUNDIR

Em se tratando de um perfume, propagar um odor na atmosfera. Um perfume deve difundir notas bem conjugadas, que formem uma unidade olfativa harmoniosa, dando uma impressão de volume.

DOMINANTE

Esse termo designa a nota, ou mais exatamente o acorde, aquilo que é mais perceptível, do ponto de vista olfativo, em uma composição perfumada. Exemplo: acorde floral com dominante rosa.

DOSAGEM

Quantidade necessária, variável e proporcional, dos diversos constituintes de uma mistura, permitindo obter o melhor acorde olfativo quando da criação de uma composição.

EAU DE PARFUM

Também chamada de água de perfume ou deoperfume, trata-se de uma versão mais concentrada que a *eau de toilette*, ou água-de-colônia: de 7% a 30% de essência de perfume concentrado dissolvido em álcool a 95°. No Brasil, o termo é usado para designar composições contendo matérias-primas fragrantes na concentração entre 10% e 20%.

EFLÚVIO

Odor que se despreende espontaneamente de uma composição perfumada.

EMBALSAMAR

Em perfumaria, significa exalar um odor balsâmico e suave, mas também conservar cadáveres (múmias) por embalsamamento.

ENFLORAGEM

Antiga técnica de extração a frio de óleos essenciais e de essências absolutas a partir de produtos florais, saturando-os em gordura animal, a qual tem a propriedade de absorver os odores. Em seguida, essa gordura é misturada ao álcool, aquecida e depois resfriada. Os resíduos são eliminados filtrando-se a mistura, após a evaporação do álcool.

EQUILÍBRIO OLFATIVO

Combinação de componentes perfumados que dão uma sensação de harmonia, sem dominância de nenhum dos elementos presentes.

ESPRIT DE PARFUM

Termo usado atualmente para designar uma versão mais concentrada em perfume que a *eau de toilette*. Ver *Eau de parfum*.

ESSÊNCIA

Termo corrente para designar os óleos essenciais e outras matérias-primas de perfumaria. Produtos extraídos de vegetais aromáticos, por hidrodestilação (vapor), enfloragem ou expressão (no caso dos cítricos).

ESSÊNCIA ABSOLUTA

A essência absoluta, chamada mais comumente de absoluto, é obtida por extração a álcool de concretos ou de resinoides. Deve-se proceder a uma lavagem com álcool etílico, a fim de eliminar as ceras não utilizáveis nos preparados alcoólicos. Essa solução é, em seguida, congelada e depois filtrada para eliminar as ceras, e, finalmente, concentrada por destilação a baixa pressão, com o propósito de eliminar o álcool.

EXPRESSÃO

Técnica de prensagem a frio das cascas de frutos cítricos para delas extrair o óleo essencial. Ver Cítrico.

EXTRATO

Termo mais utilizado para se referir a perfume concentrado. Designa a fórmula mais forte e mais pura de perfume em álcool, apresentando de 20% a 40% de concentrado dissolvido em álcool a 95°. Em seguida, ele pode ser diluído em várias gradações: perfume, *eau de parfum* e *eau de toilette*, colônia, etc.

FAMÍLIAS

Sete famílias de perfumes são tradicionalmente repertoriadas: hesperídea, fougère, floral, amadeirada, ambárica, chipre e couro.

FEROMÔNIOS

Substâncias animais que atuam como estimulantes da atração entre macho e fêmea.

FINAL

A fase final de um perfume é mais comumente chamada de "nota de fundo". Ela define a persistência de uma fragrância, a alma do perfume. Seus componentes são menos voláteis que os utilizados na nota de cabeça (a saída do perfume) e para a nota de coração (o desenvolvimento do perfume). Ver Notas.

FIXADOR

Termo impróprio para designar produtos aromáticos naturais ou de síntese, cuja evaporação é lenta. Tal propriedade permite aumentar a persistência olfativa de uma composição, retardando o processo de evaporação.

FLORAL SIMPLES

Composição à base de uma única nota floral, que busca "copiar" a natureza de maneira estilizada (um jasmim, uma rosa, um lírio-do-vale…).

FLORES BRANCAS

Mais que um buquê de flores brancas, o acorde flores brancas é uma estrutura tipo (base), assim como os fougères e os chipres. Trata-se de um acorde floral-frutado-amadeirado, sem dominante identificável na nota floral.

FOUGÈRE

Nome genérico dado a acordes elaborados com musgos de carvalho, cumarina, notas alavandadas, amadeiradas, de feno ou tabaco, etc., que não pretende se reportar ao odor da samambaia, e sim evocar o cheiro das submatas onde ele cresce.

FRAGRÂNCIA

Do latim *fragrare*, "sentir", designa o odor agradável, aprazível, de uma composição perfumada. Esse termo é hoje utilizado mais comumente como sinônimo de perfume.

FUMIGAÇÃO

Produção de fumaça ou de vapores aromáticos obtidos pela queima de madeiras odoríferas (cedro, sândalo, agar, etc.), resinas (incenso, benjoim, gálbano, ládano, mirra, etc.), pós-aromáticos (tomilho, louro, cravo-da-índia, etc.), águas aromáticas e composições perfumadas. Na Antiguidade, sua função era ao mesmo tempo religiosa, terapêutica e profana. As varetas de incenso são um exemplo de fumigação.

GOMA

Substância viscosa que escorre de certas árvores ou arbustos, empregada principalmente como elemento de liga ou de fixação em uma composição.

HARMONIA

A harmonia de um perfume é uma melodia de acordes simultâneos, que evolui de modo equilibrado, porque seus componentes não têm a mesma volatilidade.

HEADSPACE

Termo inglês que pode ser traduzido por "espaço de cabeça". Método analítico moderno que permite identificar, sem precisar extraí-las, diferentes moléculas odoríferas voláteis das flores e vegetais, ou de substâncias não vivas, tais como a atmosfera de um lugar. A técnica utilizada se chama "armadilhagem". Podemos reformular o aroma capturado em laboratório, de maneira às vezes fiel, por meio de produtos de síntese.

HESPERÍDIOS, HESPERÍDEOS

Família de perfumes ou tipo de notas cujo nome evoca o jardim dos deuses gregos. Esse nome designa os óleos essenciais obtidos pela expressão da casca dos cítricos (bergamota, limão, laranja, toranja, tangerina, etc.). É nesse grupo que se encontram as primeiras águas-de-colônia.

INFUSÃO

Operação que consiste em pôr em contato prolongado (num período mínimo de seis meses) uma matéria-prima sólida e uma solução alcoólica (álcool etílico) para dissolver a frio seus princípios solúveis. Exemplos: infusão de almíscar, de civette, de castóreo, de âmbar, etc.

ISOLADO

Substância odorífera obtida pela destilação fracionada de óleos essenciais de plantas.

KIPHY

Composição antiga, muito famosa em todo o sul da bacia mediterrânea. Usado em fumigações ou bem misturado a bebidas como o vinho, seu uso era ao mesmo tempo sagrado, profano e terapêutico, talvez até mesmo narcótico.

KODO

Jogo japonês que pode ser traduzido como "caminho dos incensos". Consiste em envolver pedacinhos de madeira perfumados em folhas de mica colocadas em um queimador de perfumes contendo brasas incandescentes. Deve-se, então, adivinhar o aroma que se desprende dali sob a ação do calor e, depois, colocar em um saquinho de seda um pedaço da planta correspondente. O vencedor é divulgado no momento da abertura dos saquinhos.

MACERAÇÃO

Técnica que consiste em deixar repousar o concentrado alcoólico em grandes cubas durante várias semanas, ou até mesmo vários meses. Essa operação permite obter a qualidade aromática ótima e eliminar o odor de álcool fresco.

MIASMA

Emanação pútrida proveniente de decomposição de dejetos vegetais ou animais.

MODIFICADOR

Termo referente a algumas matérias-primas aromáticas de evaporação média utilizadas para diversificar ou embelezar o tema central de uma estrutura aromática. Essa denominação foi criada pelo perfumista J. Charles para designar um método de composição baseado no tempo de evaporação das matérias-primas odoríferas.

MOUILLETTE

Tirinha de papel-filtro absorvente (mata-borrão) usada em laboratório e nas perfumarias para avaliar a qualidade de uma fragrância.

NARDO

Termo que, na Antiguidade, designava algumas plantas, como a valeriana e a lavanda. Considerado na Idade Média como um perfume dispendioso e de alta qualidade, sua composição aromática permanece parcialmente indeterminada.

NARIZ

Em sânscrito, nasa se traduz por "perfume". Esse termo é um qualificativo midiático para designar um perfumista-criador (alguém que tenha excelente nariz e que seja capaz de reconhecer e harmonizar os aromas). Mas preferimos a expressão "perfumista-criador".

NOTAS

As notas determinam a própria composição de um perfume: as notas de cabeça (persistência fugaz), as notas de coração (persistência média) e as notas de fundo (persistência considerável).

ÓLEOS ESSENCIAIS

Essências concentradas, aromáticas e voláteis extraídas por hidrodestilação ou expressão de vegetais.

OLFATIVO

Relativo a odor e a olfato, à percepção dos cheiros.

ONÇA

Medida inglesa que equivale a 30 mL. No verso dos frascos de perfume, menciona-se "FL OZ", que significa *fluid ounce* (onça líquida), a fim de diferenciá-la da medida de massa (onça: 28,35 g).

ÓRGÃO DE PERFUMES

Móvel no qual se ordenam em semicírculo diversos frascos de matérias-primas; bancada de ingredientes para a composição de perfumes.

OYSELET DE CHYPRE

Pasta aromática modelada em forma de pequeno pássaro (*oyselet*, Francês antigo da palavra *oiseau*, que significa "pássaro") e composta de diversas resinas odoríferas, especialmente o ládano extraído da esteva proveniente da ilha de Chipre, que lhe confere seu nome. Ancestral de nossos pots-pourris, os oyselets serviam de objetos decorativos e de aromatizadores de ambiente.

PALETA

Conjunto de matérias-primas de que o criador de perfume dispõe: trata-se de aproximadamente 2 mil componentes, um quarto deles de origem natural.

PERFUME

É o resultado da criação do perfumista: uma combinação de matérias-primas sabiamente dosadas. Para obter um odor harmonioso, tais matérias-primas deverão se complementar.

PERSISTÊNCIA

Designa a propriedade que tem um perfume de durar no tempo.

PERSONALIZAR

Desenvolver e acentuar o caráter original de uma composição de acordo com o gosto do criador ou daquele que a usará.

PETITGRAIN

Nome dado aos jovens rebentos da laranjeira e, também, aos ramos das laranjeiras, que são destilados para obter a essência de petitgrain. A água resultante da destilação é chamada de "água de broto".

PICANTE

Efeito olfativo que evoca as especiarias, ou condimentos (daí por que também é chamado de condimentado), como a noz-moscada, a canela, o cravo-da-índia, a pimenta, etc. Esse termo designa mais genericamente uma família de fragrâncias caracterizada por esses odores.

POÇÃO

Composição secretamente dosada que serve de bebida mágica, própria para inspirar o amor.

POMADA

Bálsamo perfumado, obtido mediante absorção, por parte dos corpos graxos, das partículas odoríferas das flores, utilizando-se o antigo método de enfloragem. Ver Enfloragem.

RASTRO (LASTING)

Impressão olfativa deixada no ar pela passagem de uma pessoa perfumada.

RECONSTITUIÇÃO

Composição que reproduz o odor de uma planta (ou de uma flor), seja porque não se consegue obter a liberação de suas moléculas odoríferas mediante os processos clássicos de extração por solvente ou por destilação (cravo, lírio-do-vale, etc.), seja porque se tornou rara e, portanto, muito dispendiosa (pau-sândalo, etc.), seja porque é proibida (almíscar, etc.).

RESINOIDE

Produto resinoso sólido ou semissólido, obtido pela extração com solventes voláteis de alguns bálsamos, raízes, musgos, resinas, madeiras, rizomas e gomas. Esse componente é utilizado essencialmente nas notas de fundo de um perfume.

SÍNTESE

As matérias-primas de síntese, obtidas pelo fracionamento das substâncias naturais ou de produtos petrolíferos, são hoje muito utilizadas pelos perfumistas-criadores. Mais baratas, permitem, antes de tudo, novos acordes olfativos.

SOLVENTES

Substâncias químicas líquidas que permitem dissolver e, portanto, extrair os elementos odoríferos de alguns vegetais. Em geral, também são utilizados os chamados solventes de suporte, tais como o álcool etílico, para diluir os concentrados, a fim de variar sua concentração (ex.: água-de-colônia).

SUMO

Termo empregado de maneira corrente para designar um óleo essencial.

TALCADO

Um aroma é assim classificado quando ele passa uma impressão de talco. Não se trata de uma estrutura própria em um perfume, mas sobretudo de um odor evocativo (o talco das avós). Algumas matérias-primas têm essa especificidade: a essência absoluta de manteiga de íris, a violeta, a cumarina.

TERPENO

Hidrocarboneto altamente oxidável, de odor bastante desagradável, presente em grande proporção nos óleos essenciais.

TINTURA

Operação similar à infusão, que permite dissolver, a quente ou a frio, as partes solúveis de um corpo sólido por contato prolongado com uma solução alcoólica.

UNGUENTO

Corpo graxo (óleo, cera, gordura) consistindo em uma mistura de resinas, sumos ou pós de origem vegetal, utilizado para fins sagrados, profanos, terapêuticos ou em perfumaria. Na Antiguidade, os unguentos eram muitas vezes perfumes de virtudes medicinais. Na Idade Média, eram tidos como o remédio universal.

VALIDADE

Um perfume perde sua validade quando seu odor e sua cor originais foram alterados por causa da oxidação provocada pelo ar ou pela luz, pelo calor ou pela idade.

VOLÁTIL

Qualifica um aroma de evaporação rápida. Designa as notas de cabeça de um perfume.

REFERÊNCIAS

ACKERMAN, Diane. **Le livre des sens**. Paris: Grasset, 1990.

ANGELIS, Laurence. **Le parfum au Moyen-Âge**. Lyon: Éditions Baudelaire, 2010.

ASHCAR, Renata. **Brasilessência**. São Paulo: Best Seller, 2001.

BACRIE, Lydia; NEUVILLE, Virginie. **Voyage aux pays des épices**. Paris: Hachette, 2000.

BARBE, Simon. **Le parfumeur royal**. Paris: Klincksiek, 1992.

BARDEY, Catherine. **Savons et parfums faits maison**. Colônia: Könemann, 2000.

BARILÉ, Elisabeth. **Coty**. Paris: Assouline, 1995.

BASSIRI, Taghi. **Introduction à l'étude des parfums**. Paris: Masson, 1960.

BEAU-DOUËZY, Jean-Philippe; CAMBORNAC, Michel. **Nébline des brumes et de senteurs**. Paris: La Martinière, 1999.

BERTRAND, C. F. **Le parfumeur impérial**. France: Hachette, 1809.

BIZZOZERO, Vittorio. **L'Univers des odeurs**. Genebra: Georg Éditeur, 1997.

BLAIZOT, Pierre. **Parfums et parfumeurs**. Le Lavandou: Éditions du Layet, 1982.

BODIOU, Lydie; FRÈRE, Dominique; MEHL, Véronique. **Parfums et odeurs dans l'antiquité**. Rennes: PUR, 2008.

BORGET, Marc. **Les plantes tropicales à épices**. Paris: Maisonneuve et Larose, 1991.

BOSHUNG, Nicole; GIRAUD, Michele. **Le jardin parfumé**. Paris: Bordas, 1999.

BOUDONNAT, Louise; KUSHIZAKI, Harumi. **La Voie de l'encens**. Paris: Philippe Picquier, 2000.

BOURNY-ROMAGNÉ, Brigitte; SILBERSTAIN, Dominique. **Secrets de plantes à parfum**. Toulouse: Éditions Milan, 2003.

BOUVET, Catherine. **Manipulations olfactives**. Paris: Éditions Payot et Rivages, 2013.

BREMNESS, Lesley. **Le livre des herbes**. Paris: Hachette, 1989.

BURR, Chandler. **The emperor of scent**. New York: Random House, 2002.

CAIROLI BITTECOURT, Orpheu. **Perfume e personalidade**. São Paulo: Dialética, 2024.

CAMPORESI, Piero. **Les effluves du temps jadis**. Milan: Plon, 1995.

CANAC, Patty; SOCQUET, Samuel. **Le temps du parfum**. Genève: Éditions Minerva, 2008.

CARON LAMBERT, Alice. **Délices de fleurs**. Paris: Somogy Éditions d'Art, 2000.

CHARABOT, Eugène. **Les parfums artificiels**. Paris: J. B. Baillière et Fils, 1900.

CHASTRETTE, Maurice. **L'Art des parfums**. Paris: Hachette, 1995.

CHAUVIÈRE, André. **Parfums et senteurs du Grand siècle**. Lausanne: Éditions Favre 1999.

CLAIR, Colin. **Dictionnaire des herbes et des épices**. Paris: Denoël, 1963. COLA, Félix. **Le livre du parfumeur**. Le Lavandou: Éditions du Layet, 1980.

CORBIN, Alain. **Le miasme et la jonquille**. Paris: Aubier-Montaigne, 1982.

COURTOY, Creezy. **Les Routes du parfum**. L'Argentière-La Bessée: Éditions du Fournel, 2019.

DE FEYDEAU, Élisabeth. **Les parfums, une histoire, anthologie, dictionnaire**. Paris: Robert Laffont, 2011.

DEGAUDENZI, Jean-Louis. **Les recettes de Nostradamus**. Paris: Joëlle Losfeld, 1999.

DEJEAN, Antoine. **Traité des odeurs**. Paris: [s. n.], 1788.

DEJEAN, Elza. **Parfums et cosmétiques à la Renaissance**. Tours: CESR, 2009.

DELBOURG-DELPHIS, Marylène. **Le sillage des élégantes**. Paris: Jean-Claude Lattès, 1983.

DUPEREY, Anny. **Essences et Parfums**. Paris: Ramsay, 2004.

ELLENA, Jean-Claude. **Journal d'un parfumeur**. Paris: Sabine Wiespeser Éditeur, 2011.

FAURE, Paul. **Parfums et aromates de l'Antiquité**. Paris: Arthème Fayard, 1987.

GRASSE, Marie-Christine. **L'Égypte parfums d'Histoire**. Paris: Somogy Éditions, 2003.

GRASSE, Marie-Christine. **Une histoire mondiale du parfum**. Paris: Somogy Éditions d'Art, 2007.

GOUDOT-PERROT, André. **Les organes des sens**. Paris: Centre Triades, 1979.

GREEN, Annette; DYETT, Linda. **Secrets des bijoux parfumés**. Paris: Flammarion, 1998.

GUENTHER, Ernest. **The essential oils**. New York: D. Van Nostrand, 1948.

HOLLEY, André. **Éloge de l'odorat**. Paris: Éditions Odile Jacob, 1999.

JAQUET, Chantal. **L'art olfactif contemporain**. Paris: Classiques Gernier, 2015.

JAQUET, Chantal. **La philosophie du Kôdô**. La Plaine St Denis: VRIN, 2018.

JAQUET, Chantal. **Philosophie de l'odorat**. Pris: PUF, 2010.

JAUBERT, Jean-Noël; DUCHESNE, Jocelyne. **Découvrons les odeurs**. Paris: Nathan, 1989.

JELLINEK, J. Stephan. **L'âme du parfum**. Paris: Images, 1992.

JOREK, Norbert. **Épices et plantes aromatiques**. Paris: Hatier, 1983.

KAISER, Roman. **The scent of orchids**. Basileia: Givaudan-Roure, 1993.

KIEFFER, Daniel. **Encens et Parfums thérapeutiques**. Escalquens: Éditions Grancher, 2019.

LACEY, Stephen. **Le jardin et ses parfums**. Paris: La Maison Rustique, 1991.

LANOË, Catherine. **La poudre et le fard**. Seyssel, Champ Vallon, 2008.

LAROZE, Catherine. **Une histoire sensuelle des jardins**. Paris: Olivier Orban, 1990.

LE GUERER, Anick. **Les pouvoirs de l'odeur**. Paris: Odile Jacob, 1998.

LE MAGNEN, J. **Odeurs et parfums**. Paris: PUF, 1951.

LE Parfum. Paris: PUF, 1980.

LOAËC, Marie-Hélène. **Aromatiques**. Paris: Hachette, 2000.

L'OREAL. **Le Bain et le Miroir**. Paris: Gallimard, 2009.

MANNICHE, Lise. **Sacred luxuries**. Londres: Opus, 1999.

MEURDRAC, Marie. **La chimie charitable et facile, en faveur des dames**. Paris: CNRS, 1999.

MEURGUES, Geneviève (org.). **Parfums de plantes**. Paris: Muséum National d'Histoire Naturelle, 1998.

MORRIS, Edwin T. **Fragrance**: the story of perfume from Cleopatra to Chanel. Nova York: MacMillan, 1984.

MUCHEMBLED, Robert. **La civilisation des odeurs**. Paris: Éditions Tallandier, 2019.

MUNIER, Brigitte. **À vue de Nez**. Paris: CNRS, 2019.

MUNIER, Brigitte. **Le parfum à travers les siècles**. Paris: Éditions du Félin, 2003.

MUSÉE ROYAL DE MARIEMONT. **Parfums de l'antiquité**. Belgique, 2008.

MUSSET, Danielle; FABRE-VASSAS, Claudine. **Odeurs et parfums**. Paris: Éditions du CTHS, 1999.

NEZ ET SIMPPAR. **De la plante à l'essence**. Revue 2021.

NINIO, Jacques. **L'empreinte des sens**. Paris: Odile Jacob, 1991.

NOSTRADAMUS, Michel. **Traité des fardements**. Candes, 2019.

NURIDSANY, Catherine. **Les parfums du jardin**. Paris: La Maison Rustique, 1998.

OHRBACH, Barbara. **Des senteurs pour la maison**. Paris: Éditions du Chêne, 1998.

ONFRAY, Michel. **L'art de jouir**. Paris: Grasset, 1991.

OTTO, M. P. **L'industrie des parfums**. Paris: Dunod, 1924.

PIESSE, Septimus. **La chimie des parfums et fabrication des essences**. Paris: J. B. Baillière et Fils, 1909.

POLUNIN, Miriam; ROBBINS, Christopher. **La pharmacie naturelle**. Paris: Minerva, 1993.

PROUST, Brigitte. **Petite géométrie des parfums**. Paris: Éditions Seuil, 2006.

RAMESH, Gita. **Massage ayurvedique avec les plantes**. Paris: Guy Trédaniel, 2000.

RAYNAL, Abbé. **Épices et produits coloniaux**. Paris: La Bibliothèque, 1992.

RIMMEL, Eugène. **Le livre des parfums**. [S. l.]: Comedit, 1995.

ROBERT, Guy. **Les sens du parfum**. Paris: OEM, 2000.

ROQUES, Dominique. **Cueilleur d'essences**. Paris: Éditions Grasset, 2021.

ROSSI, Mariangela. **Il libro del perfumo**. Milano: TEA, 2004.

ROUDNITSKA, Edmond. **Introduction à une esthétique de l'odorat**. Paris: PUF, 1977.

SÉDIR, Paul. **Les Plantes magiques**. Paris: La Table d'Émeraude, 1986.

SERRES, Michel. **Les cinq sens**. Paris: Grasset, 1985.

SICARD-PICCHIOTTINO, Ghislaine. **François Coty**. Ajaccio: Albiana, 2006.

VAXELAIRE, Daniel. **Les chasseurs d'épices**. Paris: Éditions Jean-Claude Lattès, 1990.

VIGARELLO, Georges. **Le propre et le sale**. Paris: Éditions Seuil, 1992

ÍNDICE REMISSIVO

Esse índice agrupa os diferentes ingredientes das receitas. Os números em **negrito** remetem a uma breve descrição de cada produto.

Acácia-da-austrália 31
Ácoro **31**
Agáloco **31**
Aipo **31**
Alcanforeira-do-japão, *ver* Madeira de Shiu
Alecrim 19, **32**, 87, 90, 91, 106, 110, 122, 124, 126, 128
Alfazema, *ver* Lavanda
Âmbar 15, 19, 30, **32**, 45, 54, 61, 62, 63, 66, 72, 74, 78, 80, 102, 114, 140, 142, 152, 157
Angélica 19, 29, **32**, 63, 84, 109
Anis-estrelado **33**, 95
Aquilária, *ver* Agáloco
Artemísia **33**
Árvore-do-chá 128

Bálsamo-de-tolu **33**
Bálsamo-do-peru **33**
Baunilha 28, **34**, 61, 70, 72, 78, 104, 105, 152
Benjoim 15, **34**, 76, 156
Bergamota 33-**36**, 52, 63, 66, 72, 74, 87, 88, 100, 110, 142, 152, 153, 157
Buchu **34**

Camomila **35**, 120, 124
Canela 27-29, **35**, 76, 91, 116, 138, 143, 144, 159
Capim-limão **35**
Capim-vetiver, *ver* Vetiver
Cardamomo 28, **35**, 76
Cassis **36**, 70, 78, 80, 84
Castóreo 30, **36**, 157

Cedro 15, 27, **36**, 62, 63, 66, 72, 74, 76, 116, 126, 128, 138, 151, 156
Cipreste **35**, 122, 138
Citronela 35, **36**, 116
Civeta, *ver* Civette
Civette 19, **36**, 78, 157
Coentro 143
Cravo-da-índia 28, 29, **37**, 95, 132, 138, 143, 144, 156, 159
Cumaru, *ver* Fava-tonca

Eucalipto 27, 37, 114, 148

Fava-tonca 37, 70, 82
Feno-grego **37**
Flor de laranjeira 10, 43, 80, 100, 110, 144, 152

Gálbano 15, **38**, 148, 156
Gengibre **38**, 93, 143
Gerânio **38**, 104, 116, 120, 122, 138, 139, 148
Giesta **38**, 76, 108
Guaiaco **38**

Hortelã 34, **39**, 76, 78, 148, 151

Incenso 15, 19, 20, 27, 32, 42, 72, 74, 93, 114, 156, 157
Íris 20, 27, **39**, 80, 84, 99, 106, 160

Jasmim 13, 15, 16, 19, 27, 29, 30, **39**, **44**, 61, 63, 74, 80 84, 100, 107, 109, 110, 114, 138, 152, 153, 156
Jasmim-das-arábias, *ver* Jasmim-sambac
Jasmim-do-imperador 13, **40**, 70, 146
Jasmim-manga-branco 40, 109
Jasmim-sambac 40

Ládano **40**, 62, 82, 84, 152, 156, 158
Laranja 46, 63, 87, 115, 132, 138, 143, 153, 157
Lavanda 19, 27, 32, **41**, 78, 80, 88, 89, 110, 111, 114, 120, 153, 156, 158
Lavandin 41, 88, 126, 148
Limão 41, 63, 72, 74, 78, 87, 100, 108, 110, 142, 143, 157
Limão-taiti **41**
Lótus-azul 41, 42, 103

Macis 143
Madeira de Hô, *ver* Madeira de Shiu
Madeira de Shiu **42**, 93, 103
Massoia **42**, 70
Menta, *ver* Hortelã
Mimosa, *ver* Acácia-da-australia
Mirra 15, 19, 32, **42**, 72, 74, 76, 92, 93, 106, 156
Murta **42**
Musgo de árvores **43**
Musgo de carvalho **43**, 62, 63, 66, 88, 151, 152

Néroli **43**, 78, 80, 82, 87, 88, 100, 111, 138

Opopanax 43
Oud, *ver* Agáloco

Patchuli **43**, 62, 68, 72, 74, 93, 95, 122, 128, 151, 152
Pau-rosa 42, **44**, 100
Perpétua, *ver* Sempre-viva
Petitgrain **44**, 159
Pimenta-do-reino **44**, 143

Rosa 10, 11, 15, 16, 19, 24, 27-31, 37-39, 44, 58, 61, 63, 66, 70, 72, 74, 76, 78, 80, 82, 84, 88, 92, 102, 106, 110, 111, 124, 132, 136, 137, 140, 142, 144, 152-154, 156

Sálvia-esclareia 19, **45**, 88, 90, 110, 120, 126
Sândalo 19, 36, **45**, 72, 74, 82, 95, 99, 120, 126, 151, 152, 156, 159
Segurelha **45**, 95
Sempre-viva 45, 107, 115
Soja 146

Tagete 46
Tangerina 27, **46**, 63, 100, 124, 138, 153, 157
Tomilho 19, 32, 45, **46**, 126, 156
Toranja 61, 63, 66, 134, 151, 153, 157
Tuberosa, *ver* Angélica

Vetiver 46, 58, 61-63, 69, 78, 104, 151
Violeta **46**, 107, 144, 160

Ylang-ylang **47**, 72, 74, 82, 95, 103, 122

Zimbro 28, **47**, 76

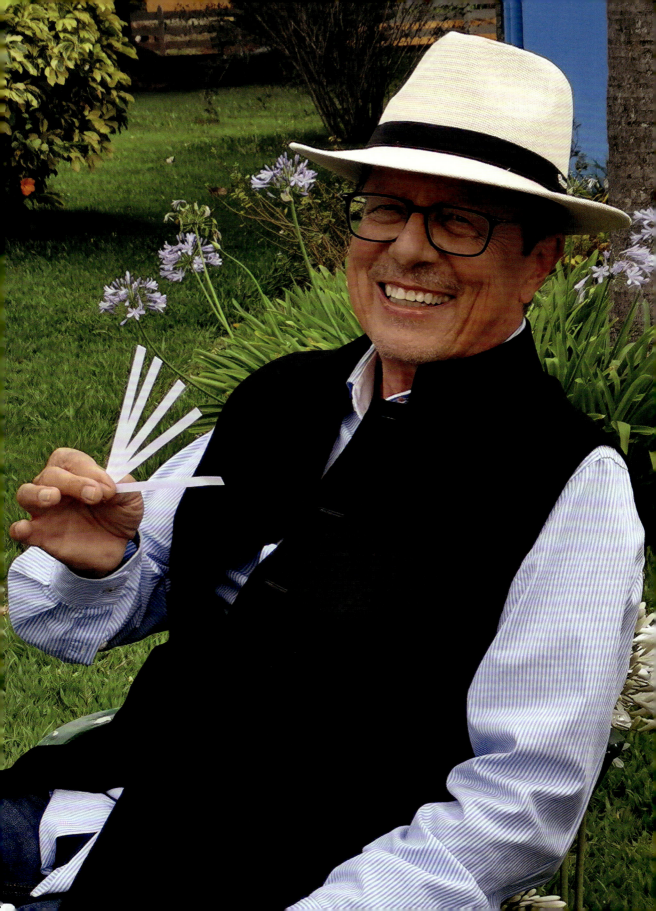

O AUTOR

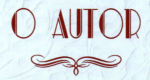

NICOLAS DE BARRY é uma figura multifacetada na perfumaria, dedicou três décadas à valorização da arte perfumista. Seus perfumes históricos são referências na reconstituição de fragrâncias antigas, enquanto sua coleção de perfumes 100% naturais liderou a tendência internacional de retorno ao natural.

Sociólogo premiado, sua paixão pela perfumaria foi despertada após um encontro com o renomado perfumista Edmond Roudnitska. Como autor prolífico e fundador do Institut Nicolas de Barry pour la parfumerie artistique, ele compartilha seus conhecimentos e segredos da perfumaria com alunos em todo o mundo, desde o Brasil até a França, Rússia, Coreia do Sul, China e Índia.

Além de criar perfumes únicos em seu ateliê na França, Nicolas de Barry está redescobrindo os perfumes do Brasil em seu novo espaço em Sousas, Campinas. Sua jornada representa uma síntese vibrante de história, inovação e paixão pela perfumaria.

MASTER CLASSES

Nos últimos 20 anos, Nicolas de Barry tem ministrado Master Classes em seu próprio Atelier, bem como em várias instituições profissionais e universidades no mundo inteiro (Brasil, França, Suíça, Coreia do Sul, Irlanda, Portugal, Índia, Rússia, etc.). Até o momento, ele já treinou quase mil alunos. Alguns seguiram carreiras bem-sucedidas como perfumistas, muitas vezes montando suas próprias oficinas de criação e produção.

A *Master Class em Perfumaria Natural* geralmente dura de 4 a 5 dias e é reservada para pequenos grupos de pessoas que já estão trabalhando na profissão ou que não tiveram nenhum tipo de treinamento. O princípio é a prática intensiva dos métodos criativos durante todo o curso, possibilitando o domínio básico e a capacidade de trabalhar de forma independente posteriormente. Nicolas de Barry também oferece treinamento individual.

Para mais informações: www.nicolasdebarry.com

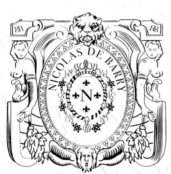

O Instituto Nicolas de Barry é uma instituição não comercial que promove atividades artísticas da perfumaria a fim de: ter a perfumaria reconhecida como arte, desenvolver a formação em perfumaria artística, valorizar as matérias-primas naturais e as tradições ancestrais no mundo, criar ou incentivar estruturas de valorização da perfumaria artística em museus, escolas, universidades.

Contato: www.institutnicolasdebarry.com

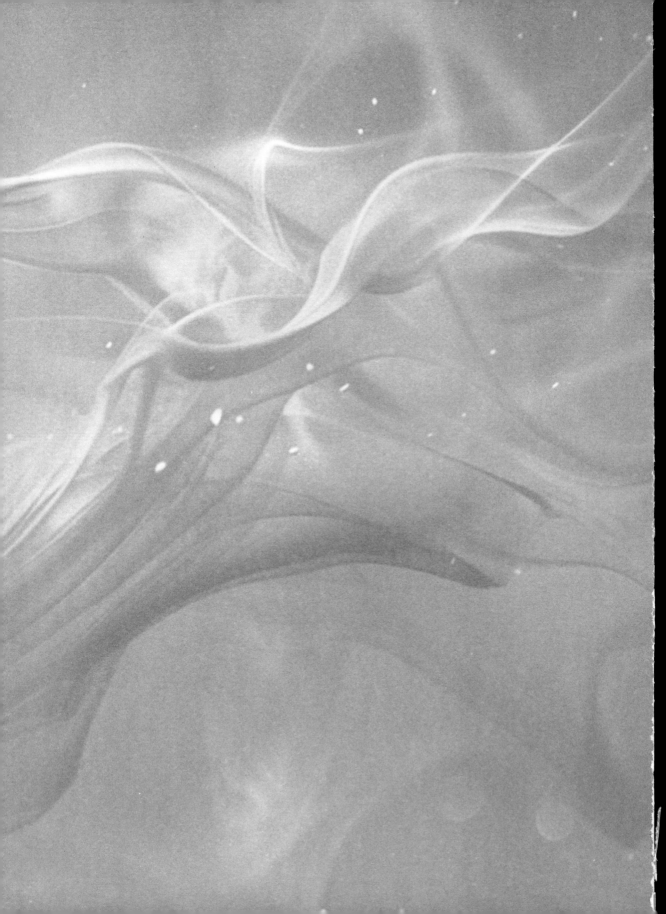